DR. VERONIKA
WOLTER
mit Mario Weidemann

ICH HÖRE DICH

DR. VERONIKA
WOLTER
mit Mario Weidemann

ICH HÖRE DICH

Wie ich als ertaubte Ohrenärztin
Hörgeschädigten und Gehörlosen
wieder zum Hören verhelfe

riva

Bibliografische Information der Deutschen Nationalbibliothek
Die Deutsche Nationalbibliothek verzeichnet diese Publikation in der Deutschen Nationalbibliografie. Detaillierte bibliografische Daten sind im Internet über http://d-nb.de abrufbar.

Für Fragen und Anregungen
info@m-vg.de

Wichtiger Hinweis
Ausschließlich zum Zweck der besseren Lesbarkeit wurde auf eine genderspezifische Schreibweise sowie eine Mehrfachbezeichnung verzichtet. Alle personenbezogenen Bezeichnungen sind somit geschlechtsneutral zu verstehen.

Originalausgabe
2. Auflage 2024

Türkenstraße 89
80799 München
Tel.: 089 651285-0
Fax: 089 652096

Redaktion: Dr. Frauke Bayer
Umschlaggestaltung: Karina Braun
Umschlagabbildung: Jan Roeder
Satz: Daniel Förster
Druck: GGP Media GmbH, Pößneck
Printed in Germany

ISBN Print 978-3-7423-2305-7
ISBN E-Book (PDF) 978-3-7453-2103-6
ISBN E-Book (EPUB, Mobi) 978-3-7453-2102-9

Wir produzieren nachhaltig
www.m-vg.de

Weitere Informationen zum Thema finden Sie unter

www.rivaverlag.de

Beachten Sie auch unsere weiteren Verlage unter www.m-vg.de

Für meine Kinder

INHALT

PROLOG

Die ersten Zeilen eines Buches verfassen zu dürfen, ist eine besondere Ehre. Als Mentor einen Menschen in dessen Karriere und Streben zu prägen, ebenso. Mir wurde durch Dr. Veronika Wolter beides zuteil. Sie schenkte mir ihr Vertrauen, ich ihr meine Expertise.

Das erste Mal saß mir Frau Dr. Wolter anlässlich eines Vorstellungsgespräches in meinem Büro gegenüber. Sie hatte sich für eine Stelle in unserem Martha-Maria-Krankenhaus beworben, um ihre Facharztausbildung in der HNO fortzusetzen. Sie war eloquent, freundlich, aufgeschlossen, hatte ausgezeichnete Referenzen und kam von einer großen Universitätsklinik. Dementsprechend eine ideale Kandidatin für die Assistenzstelle in unserer kleinen Klinik. Ich wusste, dass sie beidseitig ein Cochlea-Implantat trägt. Ich wusste um ihre Schwächen, glaubte jedoch an ihre Stärken. Ich wollte ihr eine Chance geben und ich sollte diese Entscheidung keinesfalls bereuen.

Zwei Jahre zuvor hatte ich ebenfalls eine Universitätsklinik verlassen. Mein wissenschaftlicher Schwerpunkt waren Untersuchungen und klinische Studien zur Schwerhörigkeit. Mein Ziel war es, an der von mir gegründeten Klinik schwerhörige Patienten mit Cochlea-Implantaten zu behandeln. Ein Eingriff, der damals fast ausschließlich an den großen Häusern durchgeführt wurde. Eine sehr motivierte Cochlea-Implantat-

Audiologin und eine spezialisierte Logopädin waren bereits Teil meines Teams und Frau Dr. Wolter bewies sich als die ideale Ergänzung. Keiner von uns hatte zuvor mit einer Cochlea-Implantat-Trägerin zusammengearbeitet. Keiner von uns hatte damit gerechnet, wie produktiv und innovativ dieses Teamwork werden würde. Jeder profitierte von den Fähigkeiten des anderen. Insbesondere unsere Patienten.

Frau Dr. Wolter gehört zum sogenannten 100-Prozent-Club, das bedeutet, dass diese Patienten bei optimalen Messbedingungen in schallisolierten Kabinen genauso gut hören wie Normalhörige. Aber Hören und Verstehen sind zweierlei Dinge. Vor allem im (Klinik-)Alltag. Ich selbst beispielsweise hatte die Angewohnheit, die Details der Visiten auf dem Weg durch das Treppenhaus zur Kaffeemaschine zu besprechen. Dass der Hall im Treppenhaus für sie eine akustische Herausforderung darstellte, hatte ich lange nicht bemerkt. Sie erklärte es mir. Dass unser Untersuchungsraum eine neue Wohlfühlakustik bekam, war ebenfalls das Verdienst von Frau Dr. Wolter. Bis heute ein Segen für jeden unserer schwerhörigen Patienten. Für den Operationssaal mit seinen mannigfaltigen Geräuschen und den zahlreichen Stimmen von Personen, die einen Mundschutz tragen, fand Frau Dr. Wolter ebenfalls eine Lösung, die dieser denkbar ungünstigen Hörumgebung gerecht wird. Bei Lehrassistenzen trug ich ein Mikrofon, dessen Signal direkt auf ihr Implantat übertragen wurde. Kein anderer Assistent konnte sich deswegen so auf meine Anweisungen konzentrieren wie sie.

Überhaupt sind ihre Energie, ihre Ausdauer und ihr Ehrgeiz bewundernswert und der Schlüssel für diesen Erfolg. Körperliche Fitness ist ein guter Weg, um auch geistig während eines langen Tages leistungsfähig zu bleiben. Besonders gefreut hat mich, dass Frau Dr. Wolter genau wie ich mit dem Rennrad in die Klinik kam. Ich bin überzeugt, dass dies nicht ausschließlich auf ihre Höreinschränkung zurückzuführen, sondern völlig unabhängig Teil ihrer starken Persönlichkeit ist.

Es macht mich stolz, dass Frau Dr. Wolter nicht nur ihren Facharzt bei uns abgeschlossen hat, sondern Oberärztin an unserer Klinik wurde. Sie bedankte sich mehr als einmal bei mir für den Rückhalt, den wir ihr im Martha-Maria gaben. Sie nannte mich ihren Mentor, ihren Lehrer. Ich dagegen wurde mit einer Schülerin und deren tiefgreifendem Verständnis für Schwerhörige belohnt. Dies ist keine Selbstverständlichkeit für Ärzte, die schwerhörige Patienten behandeln, sondern ein Privileg, das unsere Aufgabe um ein Vielfaches verbessert. Inzwischen ist Frau Dr. Wolter die erste gehörlose Chefärztin. Soweit mir bekannt, ist dies nicht nur einzigartig in Deutschland, sondern wahrscheinlich weltweit. Ich wünsche ihr von Herzen einen weiteren erfolgreichen Weg, auch zum Wohl ihrer (noch) schwerhörigen Patienten.

Voller Hochachtung,

Prof. Dr. med. Markus Suckfüll, Facharzt für Hals-, Nasen- und Ohrenheilkunde und Chefarzt der Martha-Maria-Klinik München

Der Schüler fragte den Meister: »Was tue ich, wenn ich geheilt bin und den Berg erklommen habe … Wie geht es dann weiter?«

Der Meister antwortete: »Dann gehst du wieder hinunter und hilfst anderen hinauf!«

– aus dem Buddhismus –

KAPITEL 1

WIEDER HÖREN

Zurück im Leben

Das Erste, was ich wahrnahm, war ein Klicken. Ein mechanisches Klickgeräusch mitten in meinem Kopf. »Zzzzzrrrrrrrt!« So als würde ich den alten Kassettenrekorder aus meiner Kindheit einschalten. Dann folgte Stille. Eine lange, schier unerträgliche Stille. In Wahrheit müssen es nur Bruchteile von Sekunden gewesen sein, doch es kam mir wie eine Ewigkeit vor. Ich saß in einem der Behandlungszimmer des Deutschen Hörzentrums Hannover und versuchte angestrengt, in diesem erdrückenden Schweigen irgendeinen Laut zu erhaschen. Intuitiv griff ich mit meiner linken Hand an mein Ohr. Tut sich da was? Nichts. Oder doch ...? Nein. Nichts. Die weißen Wände und der schwarze Teppich kamen mir in diesem Moment noch viel trostloser vor. Endlich hörte ich etwas. Ein leises, gleichmäßiges Rauschen, das ich anfangs nicht zuordnen konnte. Als mir bewusst wurde, was dies für ein Geräusch war, konnte ich es kaum glauben – das war mein Atem. Mein eigener

Atem. Ich spürte nicht nur, wie sich meine Lunge mit Luft füllte, wie das Zwerchfell sich beim Einatmen zusammenzog und gemeinsam mit den Rippenmuskeln den Brustkorb auf und ab sinken ließ. Nein, ich hörte es auch. Ich konnte hören, wie ich atme. Ich hörte mir selbst zu. Das erste Mal seit 20 Jahren. Mein Puls schoss augenblicklich in die Höhe, mein Herz begann wie wild zu pochen. Sofort hatte ich die Bilder aus meiner Kindheit vor Augen. Damals, als mir von meinem behandelnden Arzt mit wenigen kühlen Worten erklärt wurde, dass ich so gut wie taub sei und keine Operation der Welt mir jemals helfen würde, wieder zu hören. Mir kamen all die Momente in den Sinn, in denen ich mir meine Ohren mit einem Kugelschreiber blutig kratzte, weil die Hörgeräte so sehr im Gehörgang juckten, dass ich wahnsinnig wurde. All die Momente, in denen ich weinend in meinem Zimmer saß, allein und isoliert, weil ich nun mal anders war als die anderen und niemand den Menschen in mir sah, der ich war, sondern nur die, die nie etwas verstand. Das Nächste, was ich realisierte, war das Klopfen meiner Finger. Wie so oft lagen meine Hände auch jetzt auf den Oberschenkeln und trommelten nervös auf den Beinen herum. Mir war nicht mehr bewusst gewesen, dass die Fingerkuppen dabei einen dumpfen Ton von sich geben.

Erst jetzt sah ich in das Gesicht des Audiologen, der mir gegenüber vor einem Bildschirm saß, blickte nach links zur anwesenden Logopädin. Beide starrten mich an, warteten fieberhaft auf irgendeine Reaktion. Ich wusste, dass mein Cochlea-Implantat aktiv war, dass mein neues linkes Ohr funktionierte, noch bevor einer von beiden auch nur ein einziges Wort zu mir sagte. Meine Augen füllten sich mit Tränen.

Ich hatte im April 2009, fast ein Jahr zuvor, eine der begehrten Stellen in der HNO-Klinik der Medizinischen Hochschule Hannover (MHH) und des Deutschen Hörzentrums Hannover als Assistenzärztin ergattert – trotz meiner Schwerhörigkeit. Ich war 26, hatte meinen Doktortitel in der Tasche und war hier, um zu lernen. Und um Menschen wie mir zu helfen. Jetzt war ich die Patientin. Ich hatte seit Beginn meines Dienstes ehrlich gesagt unterschätzt, wie schlecht ich mittlerweile hörte. Gab es keine gute Akustik im Raum und obendrein zu viele Nebengeräusche, konnte ich einem normalen Gespräch kaum noch folgen. Selbst mit meinen neuen Hinter-dem-Ohr-Geräten (HdO) stieß ich an meine Grenzen. Ängstlich und aufgeregt zugleich saß ich darum in dem dreigeschossigen EtCetera-Gebäude, dem Hörzentrum der Medizinischen Hochschule Hannover mit der schneeweißen Kunststoffpaneelfassade, und starrte aus diesen trapezförmigen Fenstern, die sich nicht öffnen ließen. Vier Wochen zuvor war ich vom Chefarzt der Klinik selbst operiert worden, gemeinsam mit dem leitenden Oberarzt. Allerdings erst einmal nur am linken Ohr. Ich kann mich noch genau an dessen Worte erinnern: »Sie müssen damit rechnen, bei diesem Eingriff auch noch das letzte bisschen an Restgehör zu verlieren.« Ein Hörgerät, das die Hörleistung unterstützt, ist eine Sache. Ein Cochlea-Implantat, kurz CI, eine völlig andere. Nach diesem Eingriff ist normales Hören schlicht nicht mehr möglich, weil dabei die Hörschnecke durch das Implantieren einer Elektrode irreparabel zerstört werden könnte. Kurz gesagt: Du bist taub! Aber ich hatte zu diesem Zeitpunkt längst keine andere Wahl mehr. Mit gängigen Hörgeräten war ein normales Leben nicht mehr möglich, geschweige denn eine Karriere als Ärztin. Ob der Eingriff gelungen war, sollte ich allerdings erst an diesem Montag erfahren. Endlich würde ich selbst erleben, was ich monatelang bei meinen eigenen Patienten gesehen, gelesen und beobachtet hatte. Es dauerte eine Weile, bis ich vom Audiologen den Chip mit dem daran hängenden Kabel in die Hand bekam.

Die Hörprothese besteht aus zwei Hauptkomponenten: dem Audioprozessor und dem Implantat. Der Audioprozessor wird extern getragen.

Er nimmt die Schallinformationen auf und sendet sie an das Implantat. Dieses sitzt hinter dem Ohr unter der Haut und verarbeitet die Informationen. Das Implantat enthält einen Elektrodenträger, der in die Hörschnecke *(Cochlea)* eingesetzt wird, daher der Name. Wir mussten ein wenig suchen, bis wir den Magneten des Implantates in meinem Kopf fanden. Er war deutlich weiter hinten als normal platziert. Der Chefarzt hatte diese Position wählen müssen, weil durch vorige Operationen der ursprüngliche Platz sozusagen nicht mehr verwendbar war. Es war eben auch schon erstaunlich viel Knochen weggebohrt worden. Endlich hatten wir den Kontakt zu diesem Wunderwerk der Technik. Der Audiologe schaltete das Implantat an. Es war ein Alles-oder-nichts-Moment. Entweder es funktionierte oder ich blieb für immer taub. Es machte wie gesagt »Zzzzzrrrrrrrrt!« und es war an. ES WAR AN!

Ich hatte im Vorfeld versucht, mir durch die Gespräche mit anderen Patienten vorzustellen, wie sich mein Umfeld mit dem Cochlea-Implantat anhören würde. Wie mein Gegenüber klingt, wie ich klinge. Ich dachte, dass ich bestens vorbereitet wäre, und dennoch hatte ich keine Ahnung, was mich erwartete. Als die Logopädin im Raum mich das erste Mal ansprach, sah ich zwar, dass sie ihren Mund bewegte, aber das konnte unmöglich ihre Stimme sein. Sie klang wie Micky Maus, die einen Heliumballon eingeatmet hatte. Hoch, schrill, verzerrt und so lustig. Sie hörte sich wirklich an wie eine Comicfigur aus einem Trickfilm. »Veronika, hörst du mich? Sag doch was!« Das war zu viel. Diese hochseriöse Expertin und dazu diese Quiekstimme: Ich fing an zu lachen. Zuerst versuchte ich noch, das Kichern zu unterdrücken, aber dann brach es aus mir heraus. Ich lachte so laut und herzlich wie schon lange nicht mehr. Meine vorigen Freudentränen hatten sich längst in Lachtränen verwandelt. Und je mehr sie sprach, desto weniger konnte ich an mich halten. Die Erleichterung darüber, dass ich nicht nur meinen Atem, sondern auch mein Gegenüber hören konnte, tat ein Übriges. Die

Anspannung der letzten Wochen, die Ängste, der Kummer. Es war eine Achterbahn der Gefühle. Mich selbst sprechen und lachen zu hören, entschärfte die Situation nicht gerade. Ich klang wie sie. Zwei Micky Mäuse auf Helium. Es war zum Brüllen komisch.

Als ich mich von diesem Lachkrampf schließlich erholt hatte, begann die Logopädin zügig mit der ersten gemeinsamen Hörtrainingssitzung. Sie war ausgezeichnet in ihrem Job. Auch wenn die Stimmen noch verzerrt waren, die Geräusche um mich herum klangen fast normal. Sie begann als Erstes damit, mit ihrer Hand sanft über die Tischplatte zu streichen, hin und her. Es war ein hochfrequentes, leises Geräusch. Ich konnte mich nicht erinnern, so ein Geräusch überhaupt jemals gehört zu haben. Dann erst begriff ich, was man alles hören kann. Und welche Klangvielfalt ich seit meiner Kindheit verpasst hatte. Ich bekam eine Gänsehaut. Wir testeten anschließend den Klang von Instrumenten. Eine Rassel, eine Trommel. Sie spielte diese Instrumente hinter meinem Rücken. Zwar klangen die Töne irgendwie fremd, aber eben auch vertraut. Ich versuchte mich dabei an meine Kindheit zu erinnern, noch bevor mich die Hirnhautentzündung in die Stille verbannen sollte. Wie müsste eine Trommel klingen? Wie eine Rassel? Jeder Klang hat einen Wiedererkennungswert. Ich kenne diese Klänge, ich konnte ja mal hören. Ich musste mich nur wieder daran erinnern, wie das geht. Ich begann die Töne zu vergleichen und merkte, wie mein Gehirn sich Stück für Stück neu sortierte. Es klappte besser als erwartet. Ich erriet die meisten Instrumente auf Anhieb richtig. Danach holte die Logopädin aus der Schublade eine Art Holzring, der mit einem löchrigen Stoff überzogen war. Dieser Stoff dämpfte zwar nicht ihre Helium-Micky-Maus-Sprache, verdeckte allerdings das Mundbild, damit ich nicht durch Lippenlesen kombinieren konnte, was sie sagte. Wir testeten die unterschiedlichsten Laute und Vokale. S-Laute. Zischlaute. Ich musste

Sätze wie »Baat Beet Biit Boot Buut« erkennen und nachsprechen. Ich bekam zum Schluss noch eine CD mit Übungen für zu Hause. Das war's vorerst. Ich durfte gehen.

Als ich die Klinik verließ und durch die Glastür hinaus in diese neue klangvolle Welt trat, nahm ich voller Vorfreude mein Hörgerät aus dem rechten Ohr. Das Cochlea-Implantat wurde zunächst ja nur auf dem linken Ohr implantiert, rechts war ich weiterhin auf mein HdO-Gerät angewiesen. Obwohl das HdO längst nichts mehr brachte und sich dadurch alles dumpf und leer anhörte, war es bis dato nun mal meine einzige akustische Kommunikationsmöglichkeit gewesen.

Ich stand im Park vor der Klinik und saugte mit meinem neuen Ohr jeden noch so kleinen Ton in mich auf. Ich werde nie vergessen, wie es plötzlich zu regnen anfing, ich im Auto saß und hörte, wie die Tropfen auf die Scheiben prasselten. Es war wie Musik. Auch war mir nie bewusst gewesen, dass ein fahrendes Auto im Regen nicht nur Motorgeräusche machte. Jede Pfütze, die auf der Straße zwischen den rollenden Reifen hervorspritzte, erzeugte hier einen »Platsch« oder dort ein »Zischen«. Es war, als würde ich in diesem Moment die Welt neu entdecken.

Zu Hause angekommen, ging ich überwältigt und zugegebenermaßen auch erschöpft von dieser Hörerfahrung unter die Dusche und genoss neben der Wärme vor allem das monotone Prasseln der Brause an der Duschwand. Ich stand nur da, hörte zu und ließ die letzten Stunden Revue passieren. Die Neugierde aber trieb mich alsbald aus der Dusche raus. Meine Hörreise für heute war noch lange nicht beendet. Ich trocknete mich ab, cremte mich ein und war beeindruckt, wie exakt ich bereits die verschiedenen Töne meiner Umwelt zuordnen konnte. Doch nun hörte ich etwas Neues. Eine Art mir gänzlich unbekanntes Streichgeräusch, wie ein Wischen. Ich hielt mein neues Ohr verdutzt an den Wasserhahn, an die Leitungen der Heizung sowie an die Waschmaschine, aber das Geräusch war verschwunden. Ich ging in den Flur und in die Küche, aber sobald ich das Badezimmer verließ, war es still. Zurück im Bad schnappte ich mir erneut die Cremetube. Da war es wieder, dieses Streichgeräusch. Ich hielt inne. Stille. Cremte weiter, das Geräusch kehrte zurück. Es dauerte ein paar Minuten, bis ich realisierte, was ich da hörte: nämlich meine Hand, die über meine Haut fuhr. Ich hatte im Laufe der Jahre tatsächlich vergessen, dass Berührungen Geräusche hinterlassen. Diese schmerzliche Erkenntnis zog mir regelrecht die Knie weg. Wie kann das Schicksal so grausam sein, dass mir sogar so etwas Essenzielles wie Berühren und menschliche Nähe in seiner Gesamtheit verwehrt wurde? Was hatte ich bisher noch verpasst? Ich fühlte mich plötzlich um so viele intensive und intime Momente beraubt. Ich saß auf dem kalten Badezimmerboden und ließ meinen Tränen abermals freien Lauf. Gleichzeitig überwältigte mich eine Dankbarkeit, dass diese stille Zeit nun endlich vorbei war. Nach diesem Erlebnis war ich nicht mehr zu halten. Kein Geräusch sollte mir jemals wieder entgehen. Ich klappte die Kühlschranktür auf und zu, klopfte gegen das Fenster und ließ Wasser aus dem Hahn laufen. Ich raschelte mit den Kissen und lauschte dem Klang der Geschirrspülmaschine. Ich lachte, weinte, schrie, flüsterte. Es war einfach irre. Alles klang so anders und so neu. Je öfter ich bestimmte Töne wiederholte, desto harmonischer wirkten sie. Jede neue tonale Entdeckung schenkte mir neue Kraft.

Noch am selben Abend legte ich die Übungs-CD der Logopädin in meinen alten CD-Player. Sie hatte darauf verschiedene Übungssätze eingesprochen, die ich nachsprechen sollte. Im Gegensatz zu den Umweltgeräuschen klang ihre Stimme noch immer viel zu hoch und zu schrill. Doch die Heliumstimme war bereits weg. Mein Gehirn hatte die erste Lernkurve mit Bravour gemeistert. Eigentlich schade. Ich hatte Micky Maus gemocht.

Am nächsten Morgen saß ich pünktlich beim Audiologen in der Klinik zur ersten Nachjustierung meines Cochlea-Implantats. Dazu spielte er mir nacheinander unterschiedliche Töne ins Ohr und fragte, was ich wie hören konnte, wie ich es hörte und welche Lautstärke ich als angenehm empfand. Wo es dumpf klang und wo zu hoch. Mehrere Töne nacheinander wurden verglichen. Ich machte ihm dabei so präzise Angaben wie nur möglich. Dieses »Herumspielen« und Ausprobieren fand ich super. Auf diese Weise konnte ich begreifen, was ich vorher alles über die Anpassung, Einstellung und die technischen Hintergründe der Elektroden und ihrer Funktion gelesen hatte. Die ganze Technik wurde plötzlich erlebbar, sie fand ja direkt in meinem Gehör und Gehirn statt. Im Gegensatz zu einem konventionellen Hörgerät, das lediglich mein Restgehör verstärken konnte, hatte ich mit meinem CI ein komplett neues Ohr bekommen. Und dieses neue Ohr ließ sich ganz nach meinem persönlichen Gusto individuell einstellen. Ich hörte vollkommen neu und anders, ohne Einschränkungen. Endlich lernte ich, neu zu laufen, nachdem man all die Jahre versucht hatte, meine kaputten Latschen immer und immer wieder nur zu flicken. So jedenfalls hörte und fühlte sich alles an. Und das Beste: Mein Gehörgang war frei! Das Gerät für das Implantat trägt man nämlich hinter dem Ohr. Der Ohrhaken endet vor der Ohrmuschel. Es braucht damit keine Otoplastik, also kein Ohrpassstück, mehr. Es sei denn, das Gerät hat nicht genügend Halt. Zum Glück brauchte ich das nicht. Mein Gerät saß perfekt hinter meiner kleinen Ohrmuschel.

Auf mich und mein neu eingestelltes Ohr wartete bereits die Logopädin mit weiteren Übungen. Es war verblüffend, wie viel besser ich seit gestern hörte. Die Lautstärke war beeindruckend, nur ihre Stimmfarbe empfand ich nach wie vor als deutlich zu hoch, was meiner Motivation allerdings keinen Abbruch tat. Voller Eifer setzte ich mich ab da an zu Hause hin, übte und übte und übte. Ich fand es unglaublich faszinierend, durch Fleiß und Disziplin das Gehör selbst verbessern zu können. In jeder freien Sekunde saß ich vor den Lautsprechern meines CD-Players und wiederholte unermüdlich jede Lerneinheit. Ich wollte wissen, was diese Elektrode in meiner Ohrschnecke wirklich konnte und wie sich mein Hörerlebnis verbessern ließ. Ich war nicht mehr nur Patientin, hier kam auch die Ärztin in mir durch. Ich hatte alles dazu in entsprechenden Büchern und Papers nachgelesen. Aber nun wurden diese ganzen »trockenen« Informationen Realität. Was im Buch beschrieben war, konnte ich direkt in meinem Ohr erlebbar machen. Auch der nächste Tag brachte mich wieder ein ganzes Stück nach vorn. Wir widmeten uns bereits Wörtern und ganzen Sätzen. Schließlich nahmen wir uns das Telefon vor. Meine Logopädin gab mir ein Thema vor, ich ging in ein anderes Zimmer und nahm den Hörer ab. In diesem Moment stoppte mein Höhenflug. Ich konnte kaum ein Wort verstehen. Alles klang sehr weit weg, dazu künstlich. Irgendwie so, als würde ich mit einer Computerstimme auf große Distanz sprechen. Eines vorneweg: So gut mein Gehör von da an funktionierte, das Telefonieren blieb lange Zeit eine Herkulesaufgabe. Heute kann ich sogar während des Autofahrens via Freisprechanlage problemlos telefonieren. Aber dazu später mehr. Noch war nach meiner ersten CI-Aktivierung nicht mal eine Woche vergangen. Dennoch erlebte ich beim Hörtest eine absolute Sensation. Ich hatte den gleichen Test bereits im Rahmen der Diagnostik vor der Operation durchgeführt. Damals natürlich mit beiden Hörgeräten und bestmöglicher Einstellung. Jetzt testeten wir das Implantat erneut mit einsilbigen Wörtern. Ich kam auf 50 Prozent Hörleistung! Ich hörte nach wenigen Tagen mit meinem neuen Ohr bereits besser als die Jahre zuvor mit Hörgeräten und dem wenigen »echten« Resthören, das mir noch geblieben war. Wo würde ich wohl in einem Jahr stehen?

Nach dieser ersten Woche verbesserte sich mein Gehör täglich. Ich bemerkte zwar nicht jede einzelne positive Nuance, dennoch, dass ich sicherer wurde im Gespräch mit anderen. Dass ich selbstbewusster auftrat. Dass ich immer mehr Tage lächelnd begann. Eines Morgens, es müsste rund drei Monate nach der CI-Aktivierung gewesen sein, fiel mir im Auto die erste Übungs-CD meiner Logopädin in die Hände. Ich hatte sie schon fast vergessen, weil wir längst über die ersten Schritte hinaus waren. Ich weiß nicht mal genau, warum ich es tat, aber ich legte die CD in den Player des Wagens und drückte auf Start. Ich erinnerte mich genau an die Micky-Maus-Stimme der Anfangszeit und erwartete auch, zumindest noch eine leicht schrille Version davon zu hören. Doch obwohl seit dem zweiten Tag nichts mehr an meinem Implantat nachjustiert worden war, war jegliches Quieken weg. Was aus den Lautsprechern meines Autos kam, war eine weiche, wohlklingende Frauenstimme. An diesem Tag wurde mir noch einmal bewusst, dass das CI keine Ohrprothese ist, sondern eine Gehirnprothese. Und dass allein mein Gehirn diese Töne zusammenbaut oder eben nicht. Da ist kein fremdes Gerät mehr in meinem Kopf. Es ist ein neues Sinnesorgan. Ich bin diejenige, die hören kann. Die hören lernt. Der Klang wird in meinem Kopf zusammengesetzt, das Implantat ist nur der Überträger dieser Töne. Dieses neue Hörerlebnis hatte mir vorher kein Arzt erklären können. Auch keiner der Professoren aus Hannover, dem weltweit größten Hörzentrum. Woher auch? Sie wussten es ja nur aus der Theorie. Ich bin Ärztin. Ich bin taub. Und ich trage ein Cochlea-Implantat. Ich weiß, wie sich das anfühlt. Und dieses Wissen wollte ich seit diesem Moment mit meinen Patienten teilen. Es ist wie Magie. Wie eine Sucht. Ich musste zurück in den Dienst.

Der 4. Januar 2010 war schließlich der erste Arbeitstag mit meinem neuen Ohr. Ich trug nach wie vor zusätzlich das rechte Hörgerät. Zu Hause hatte ich es zur Erholung aus dem Ohr gelassen, aber jetzt war ich wieder darauf angewiesen. Nach den ersten sechs Monaten auf der Tumorstation der HNO-Klinik war ich für dieses Halbjahr direkt im Deutschen Hörzentrum eingeteilt. Damals hieß es noch HZH, Hörzentrum Hannover. Es war mein Traum, hier zu arbeiten. Hier, wo sich alles ums Hören drehte. Nur das Telefonieren bereitete mir nach wie vor immense Schwierigkeiten. Wurde ich angefunkt, brach mir der Schweiß aus. Ich versuchte es mit dem Lautsprecher des Telefons, aber damit klang alles viel schlimmer. Mehr Lautstärke schien mir grundsätzlich nicht mehr zu helfen. Damit hörte ich eben alles lauter, aber nicht deutlicher. Immerhin konnte ich telefonieren, ohne dass mein Hörgerät zu pfeifen begann, so wie es früher der Fall gewesen war. Ich drückte mein Ohr daher so fest ich wollteauf den Hörer. Mit der Zeit fand ich heraus, in welcher Position ich welchen Hörer halten musste, damit ich meinen Gesprächspartner am anderen Ende der Leitung bestmöglich verstand. Trotz aller Anstrengung: Die Tatsache, dass jedes und alles, was ich hörte, gleichzeitig ein Hörtraining war und zu einer weiteren Verbesserung führte, spornte mich weiter an und ließ mich alle Mühen recht schnell vergessen. Mehr noch: Durch die Arbeit im HZH bekam ich dazu neue Einblicke in die Indikationsstellung, Behandlung und die Rehabilitation von hörgeschädigten Menschen. Jeden Tag wurde ich von Patienten und deren Angehörigen mit Fragen gelöchert, die sich um schlechtes Hören, gar nicht hören und das neue implantierte Hören drehten. Die Indikationsstellungen der Cochlea-Implantate verstand ich mit jedem Mal besser. Ich kannte schließlich nicht nur die Ergebnisse aus den Hörtests mit den Patienten, ich war ebenso im Bilde darüber, wie sie sich anfühlten. So wusste ich beispielsweise, dass man mit einem 23-prozentigen Satzverstehen im Störgeräusch ein Restaurant nicht mehr betreten sollte. Es sei denn, man war alleine, wollte kein Gespräch führen und zeigte mit dem Finger auf der Karte auf das Gericht, das man bestellen mochte.

Besonders spannend fand ich, dass ich meine eigenen Hörerfahrungen mit denen der Patienten abgleichen konnte. Ich hatte damals die Akten aller Patienten ausführlich studiert. Ich quetschte jeden von ihnen regelrecht aus. Wie hörte er? Was störte ihn? Was vermisste er? Was wollte er? Wie beschrieben sie ihre Beschwerden im Alltag, gemessen an den Werten, die ich in der Akte sah? Ich lauschte zusätzlich den Worten meiner Oberärztin, wenn sie mit den Patienten letztlich das finale Vorgehen besprach. Ich versuchte, alle ihre Worte und Indikationen nachzuvollziehen. Was musste passieren, damit bestmögliches Hören erreicht wurde? Welches Restgehör bestand vor der Operation, wie viel verloren sie? Ertaubten alle so wie ich? Was dachten die Patienten darüber? Wie beschrieben sie selbst ein 50-prozentiges Einsilberverstehen? Ich wollte wissen, wie sich das Hören wann und in welcher Geschwindigkeit steigern ließ. Meinen Patienten zuliebe. Mir zuliebe. Ungleich faszinierender war es, den Verlauf der Hörverbesserung zu verinnerlichen. Zu welchem Zeitpunkt konnte man bei einer bestimmten Anamnese und vor allem mit einem bestimmten Implantat und einer definierten Elektrode ein bestimmtes Gehör vorhersagen? Ich versuchte, mir all die Fragen, die sich mir im Vorfeld der Operation gestellt hatten und auch immer noch stellten, selbst zu beantworten. Viele meiner Kollegen fanden dieses Detektivspiel langweilig. Sie standen lieber mit dem Skalpell im Operationssaal. Für mich dagegen war es, als bekäme ich mit jeder Akte einen neuen John-Grisham-Thriller in die Hand.

13 Wochen nach der ersten Aktivierung meines Implantats saß ich wieder vor meiner Logopädin und ihrem besagten Lautsprecher. Auf dem Plan stand ein sogenannter Hochmair-Schulz-Moser-Satztest im Störgeräusch, dazu die bisherige Einsilbermessung. Bei diesem HSM-Test ertönen in regelmäßigen Abständen kurze Sätze mit etwa vier bis fünf Wörtern. Diese Sätze sind mit einem monotonen Rauschen in fast der

gleichen Lautstärke hinterlegt. Vor der Operation hatte ich mich durch diese 20 Sätze gequält und kaum ein Wort verstanden. Ich erzielte einen Wert von knapp über 20 Prozent, trotz einer digitalen Störgeräuschunterdrückung, wohlgemerkt, und obwohl ich zwei Hörgeräte trug. Jetzt, nur mit dem Cochlea-Implantat und ohne mein rechtes Hörgerät, starrte ich die Logopädin ungläubig an. »Das kann unmöglich der gleiche Test sein«, platzte es aus mir heraus. Ich verstand jedes Wort. Trotz Rauschen drangen die Sätze kristallklar und deutlich in mein Gehirn. Ich wiederholte alles, was ich verstand. Trefferquote: 98 Prozent! Und das mit nur einem Ohr. Ich konnte mich vor Freude kaum auf dem Stuhl halten. Ich umarmte meine Logopädin, lachte und tanzte in diesem Behandlungszimmer umher wie ein Teenager. Seit dem Hörschaden in meiner Kindheit sehnte ich mich danach, eines Tages wieder normal hören zu können. Mit 98 Prozent schien sich dieser Wunsch endlich zu erfüllen. Als wir den Test zusätzlich mit dem rechten Hörgerät im Ohr wiederholten, kam ich jedoch nur noch auf 80 Prozent. Die Zeit des rechten Hörgerätes war hiermit für mich beendet. Ich wollte eine zweite Operation, ein zweites Cochlea-Implantat. Ich wollte die 100 Prozent!

Wie sehr dieses Cochlea-Implantat mein Leben verändern sollte, wurde mir kurz darauf bewusst, als ich meine Schwester in Mainz besuchte. Meine ganze Familie war es seit jeher gewohnt, in meiner Gegenwart laut, deutlich und langsam zu sprechen. Stets mit dem Gesicht in meine Richtung blickend, sodass ich das Gesagte zusätzlich vom Mund ablesen konnte. Wir waren in der Stadt unterwegs, meine Mutter war mit dabei, als wir hungrig in einer Brasserie im zweiten Stock landeten. Es war ein typisches Lokal. Laut und voll. Das Stimmengewirr der Gäste vermischte sich mit dem Geschirrgeklapper und der Musik im Hintergrund. Was Normalhörende als gemütliche Atmosphäre empfinden, ist für einen Schwerhörigen schlicht die Hölle. Denn jedes dieser Hintergrundgeräusche überdeckt die Sprache derer, die mit an deinem Tisch sitzen. Aus besagten Gründen kam es darum so gut wie nie vor, dass ich freiwillig ein Lokal betrat. Einfach weil ich nichts verstand. Und das ewige Nachfragen nicht nur für mein Gegenüber anstrengend war, sondern auch mir selbst am meisten Kraft raubte. Auch dieses Mal tat ich es nur meiner Familie zuliebe. Wir saßen am Tisch und unterhielten uns. Mein Hörgerät auf der rechten Seite trug ich seit dem letzten Test nicht mehr, daher setzte ich mich ganz rechts an den Tisch und platzierte den Rest der Sippe zu meiner linken Seite, quasi im Einzugsfeld meines neuen Ohres. Wir unterhielten uns so wie immer. Meiner Mutter fiel es als Erster auf. Selig lächelnd schaute sie mich an. »Es ist erstaunlich, wie gut du jetzt hören kannst!« Es stimmte. Zum allerersten Mal in meinem Erwachsenenleben konnte ich in einem Lokal ein Gespräch führen. Ich hatte tatsächlich verstanden, worüber gesprochen wurde. Es gab keinerlei Rückkopplungen, nichts war dumpf oder undeutlich. Die Sprache kam ganz klar durch, mit all den S- und Zischlauten. Obwohl ich nur das eine Ohr hatte, musste ich kaum noch nachfragen. In den Augen meiner Mutter konnte ich neben all ihrer Liebe noch etwas anderes entdecken: pure Erleichterung. Meine Mutter war immer diejenige gewesen, die seit der Hirnhautentzündung mit mir gelitten hatte. Seit meiner Kindheit. Seit meinem neunten Geburtstag. Sie wusste, wie schlecht ich hörte, wusste, dass ich sukzessive von meinem Umfeld ausgeschlossen worden war. Sie hörte es, wenn über mich gelacht wurde. Ich hörte es nicht. Was es für sie allerdings nicht leichter machte.

Ich bin einmal gefragt worden, was heute in mir vorgeht, wenn ich an diesen Moment zurückdenke, als ich mein neues Ohr bekam. Ich muss gestehen, dass ich noch immer eine tiefe Traurigkeit darüber empfinde, wenn ich darüber nachdenke, wie viel weniger qualvoll mein Leben hätte verlaufen können, wenn ich als Kind rechtzeitig und vor allem richtig behandelt worden wäre. Dennoch überwiegt die Dankbarkeit. Ich bin jeden Morgen dankbar, wenn ich meine Implantate aktiviere. Ich knipse damit nicht nur meine Ohren an, sondern auch mein Gehirn – und damit mein Ich. Mit meinem neuen Ohr kann ich wieder am Leben teilnehmen. Es bringt mich zu meinen Liebsten zurück.

Es ist ein Gefühl, als würde ich endlich wieder dazugehören.

KAPITEL 2

AUSSORTIERT

Wie eine Hirnhautentzündung meine heile Welt zerstörte

Ich kann mich noch gut daran erinnern, wie ich als völlig normal hörendes kleines Mädchen war. Unbefangen, offen, optimistisch, immer am Lachen. Ich wuchs in dem Glauben auf, dass alle Menschen grundsätzlich gut sind. Zumindest war ich davon die ersten neun Jahre meines Daseins fest überzeugt. Der Bauernhof meiner Familie lag südlich von Marburg, einer kleinen Universitätsstadt ziemlich genau in der Mitte Deutschlands. Eigentlich bot sich mit meinem Zuhause das perfekte Idyll dafür, Kinder großzuziehen. Mit einem Vater, der als Landwirt zeitlich flexibel und oft zu Hause war, und einer liebevollen Mutter, deren Lebensmittelpunkt ihre vier Kinder darstellten. Auch meine Oma wohnte bei uns. Die Familie meines Vaters bewirtschaftete diesen Hof bereits seit über 300 Jahren. Jeder im Dorf kannte uns. Gefühlt täglich hatten wir Besuch. Das gesellig-geschäftige Treiben wurde untermalt vom tiefen Brummen der landwirtschaftlichen Maschinen. Kurzum: Es war bei uns eigentlich durchgehend laut. Dennoch war die Tatsache, unter Menschen zu sein, ihren Gesprächen zu folgen, für mich niemals negativ behaftet. Diese umarmende Lärmkulisse gehörte zu uns, zu meiner Kindheit einfach dazu. Ich habe zwei ältere Geschwister und eine jüngere Schwester. Ein Sandwichkind, das gewohnt war, sich durchzuboxen und nie die volle Aufmerksamkeit zu erhalten. Es sei denn, ich fiel durch Fleiß auf. Also war ich fleißig. Bereits bei der Einschulung beherrschte ich das Einmaleins sowie das Alphabet. Mein kleines Gehirn war damals schon ziemlich wissbegierig, alles Neue optisch und akustisch aufzunehmen und abzuspeichern. Hausaufgaben? Nichts Schöneres! Sollten wir eine Seite über ein Haustier schreiben, wurden bei mir zehn Seiten daraus. Im Handumdrehen war ich Klassenbeste. Und ich hatte Freunde, tolle Freunde. Meinen neunten Geburtstag feierten wir im nasskalten deutschen November zu Hause auf unserem Bauernhof mit 15 meiner Mitschüler. Ich werde es nie vergessen, wie ich inmitten dieser Geburtstagsgruppe stand und mit den anderen gemeinsam albern lachte, weil sich gerade jemand einen Witz erlaubt hatte. Ich war neun Jahre alt. Ich war glücklich. Doch es sollte nicht so bleiben.

Im darauffolgenden Frühjahr wurde ich krank. Es war die typische Zeit der Grippewelle. Als Bauernhofkind war ich keineswegs anfällig für Infekte, ab und zu plagte mich eine Erkältung. Ein bisschen Husten, Halsweh, Schnupfen. Mehr war es nie. Zudem war ich nach dem damaligen Stand der Medizin gegen jeden Erreger geimpft gewesen. Aber dieses Mal erwischte es mich richtig. Ich hatte über 40 Grad Fieber und Nasenbluten. Obendrein war ich so erschöpft, dass ich kaum die Augen aufhalten konnte. Ich erinnere mich auch, dass alles um mich herum auf einmal so leise wurde. »Mama, was hast du gesagt?«, hakte ich nach jedem Gespräch nach. Es war, als würde mein Kopf in Watte liegen.

Unser Hausarzt besuchte mich auf dem Hof, er untersuchte meinen Nacken und versuchte vergeblich, mein Kinn auf das Brustbein zu senken. Heute weiß ich, dass ich eine sogenannte Nackensteife hatte, eines der ersten Symptome für eine Hirnhautentzündung. Dazu war ich somnolent, also krankhaft schläfrig. Ebenso ein Indiz einer Meningitis. Unser Hausarzt hatte zwar den richtigen Verdacht einer Hirnhautentzündung. Aber er war der Meinung, dass diese Entzündung nicht sehr ausgeprägt zu sein schien. »Ich denke, ein Antibiotikum sollte genügen«, resümierte er. Ich bekam Penicillin verordnet und dazu Bettruhe. In ein paar Tagen sollte es mir besser gehen. Ich hörte noch, wie meine Mutter ihn fragte, ob wir nicht besser in ein Krankenhaus fahren sollten. – »Nein, das wird schon wieder«, erklärte er. Und schon war er aus der Haustür verschwunden.

Eine folgenschwere Fehlentscheidung, wie ich heute weiß. Denn Antibiotika sind zwar wirksam gegen Bakterien, nicht jedoch gegen Viren. Ich dagegen hatte eine virale Meningitis. Selbst mit dem heutigen medizinischen Know-how ist es diffizil, eine bakterielle von einer viralen Infektion zu unterscheiden. Und natürlich waren es damals andere Zeiten. Kinder wurden halt manchmal krank, hieß es lapidar. Vielleicht war unser Hausarzt auch schlicht keine Koryphäe auf diesem Gebiet. Trotzdem ist es für mich nur schwer nachzuvollziehen, warum mich dieser Kollege nicht in eine Klinik einwies. Eine stationäre Aufnahme hätte meinen Zustand mit Sicherheit schneller gebessert – selbst wenn es nicht garantiert gewesen wäre, dass meine Hörschädigung so hätte vermieden werden könnte. Doch mit dem Virostatikum Aciclovir gab es bereits in meiner Kindheit ein zuverlässiges Medikament gegen jene Herpesviren, die meine Hirnhautentzündung mit hoher Wahrscheinlichkeit verursacht hatten. Aciclovir hätte meine Haarzellen im Innenohr retten können. Zumindest einen Teil davon.

Meine Mutter wusste von alldem nichts. Woher auch? Also verabreichte sie mir zuverlässig das vom Hausarzt verschriebene Penicillin. Eine Besserung meines Zustandes trat allerdings selbst nach zwei Wochen nicht ein. Ich hatte weiterhin Fieber und Nasenbluten. Kaum hatte ich meine Mutter angefleht, endlich aus dem Bett zu dürfen, war ich wieder eingeschlafen. Nach drei Wochen Bettruhe hielt mich dennoch keiner mehr zu Hause. Ich wollte wieder in die Schule, egal, wie schwach ich mich fühlte. Doch bereits nach der ersten Unterrichtsstunde musste ich mich übergeben. Mein Vater holte mich ab und brachte mich zurück ins Bett. Es dauerte eine weitere Woche, bis ich die Kraft dazu hatte, mich wenigstens aufs Sofa zu schleppen. Ich wollte mich ablenken, etwas fernsehen. Und ich wunderte mich, warum der Fernseher so leise eingestellt zu sein schien. »Das wird noch an der Erkältung liegen«, beruhigte ich mich selbst und drückte auf die Laut-Taste der Fernbedienung. Meine Ohren mussten einfach noch »zu sein«. Heute weiß ich, dass die erkältungsbedingte Zuschwellung der Schleimhaut in der Ohrtrompete und ein dadurch bedingter Erguss hinter dem Trommelfell meist eine Hörminderung um etwa 20 bis 30 Dezibel verursacht. Das ist so, als ob man sich Ohrstöpsel aus Schaumstoff in den Gehörgang drückt. Bei einer starken Schwellung ist auch eine Hörminderung von bis zu 50 Dezibel möglich. Bei mir waren es zum damaligen Zeitpunkt bereits bis zu 70 Dezibel Hörverlust, vor allem in den hohen Frequenzen, die es braucht, um eine Sprache auditiv wahrnehmen zu können. Die tiefen Töne konnte ich, wie etwa 90 Prozent aller Schwerhörigen, noch deutlich besser verstehen. Diese tiefen Frequenzen sind für das Klangempfinden und das Hören von Tönen und Vokalen ausschlaggebend.

Als es mir besser ging, fiel es im Trubel zu Hause zunächst niemandem auf, dass ich ständig nachfragte. Meist war dies auch gar nicht nötig, da sowieso alle relativ laut waren, um sich Gehör zu verschaffen. Wie es in einer Großfamilie nun mal so üblich war. Es war schließlich meine Klassenlehrerin, die meine Eltern kontaktierte. Mir selbst war natürlich aufgefallen, dass ich meine Lehrerin kaum noch verstand, sie klang plötzlich so weit entfernt. Ich verstand auch nicht, wieso ich mich auf einmal so anstrengen musste, dem Unterricht zu folgen. Ich, die Klassenbeste. Ich, die bis dato nur Einsen im Zeugnis hatte. Zwei Tage nach meiner Rückkehr in die Schule schrieben wir ein Diktat. Ich weiß es noch, als wäre es gestern gewesen. Ich saß vor meinem Heft und versuchte, der Geschichte unserer Lehrerin zu folgen. »Wieso redet sie so leise?«, fragte ich mich immer wieder in Gedanken. »Und der letzte Satz. Was diktierte sie noch mal: setzen oder hetzen? Komisch, das passt gar nicht zum vorhergehenden Teil.« Ich überlegte immer noch, welches Wort es nun gewesen sein könnte, als die meisten Kinder längst fertig waren, ihre Hefte abgaben und ihre Stühle auf die Tische stellten. »Wieso brauche ich so lange? Ich bin doch sonst eine der Ersten, die ihr Heft abgeben?«, wunderte ich mich. Frustriert gab ich als Letzte mein Heft bei meiner mehr als skeptischen Klassenlehrerin ab. Gerade »s« oder »h«, also wie in »setzen« oder »hetzen«, werden im hochfrequenten Bereich gehört. Für mich war es nach der Hirnhautentzündung also unmöglich zu verstehen, was die Lehrerin uns diktierte. Aber damals wusste ich dies natürlich nicht. Zwei Tage später erhielt ich mein Diktatheft zurück. Es war einiges rot markiert und insbesondere der letzte Satz war komplett rot unterstrichen. Immerhin noch eine Drei plus. Für mich jedoch eine Katastrophe. Ich schämte mich furchtbar und konnte mir meinen Misserfolg überhaupt nicht erklären. In der Pause verzog ich mich in die Ecke und fing an zu weinen, allerdings so, dass es keiner sah. Es war das erste Mal, dass ich mich alleine fühlte. Es sollte nicht bei dem einen Mal bleiben. Nachmittags darauf erhielt meine Mutter den besagten Anruf von meiner Klassenlehrerin. Sie wunderte sich über meine schlechte Leistung beim Diktat und darüber, dass ich den Text teilweise umgedichtet hatte. Statt

»Die Kinder setzten sich« hatte ich »Die Rinder hetzen sich« geschrieben. Nein, das passe nicht zu mir, sorgte sich die Lehrerin. »Vielleicht hört Veronika nicht richtig? Ich würde das an Ihrer Stelle überprüfen lassen.«

Der folgende Termin in der HNO-Abteilung des Universitätsklinikums sollte bestätigen, was meine Lieblingslehrerin vermutete. Ich saß in einer dunklen wattierten Kammer im Keller des Krankenhauses, mit einem Kopfhörer auf dem Kopf und einem Stift mit Druckknopf in der Hand, der wiederum durch ein langes Kabel mit einem Gerät verbunden war, das wie ein Keyboard ausschaute. »Du musst immer drücken, sobald du den Ton hörst, o. k.?«, wies mich die Audiologie-Assistentin freundlich an. Mit dem Testergebnis schließlich stand sie vor meiner Mutter und mir. »Das ist ein Hörschaden, wahrscheinlich im Innenohr. Scheint mittel- bis hochgradig zu sein. Bitte warten Sie hier auf den Oberarzt, dieser muss das mit Ihnen besprechen«. »Kann man das nicht operieren?«, fragte meine Mutter entsetzt. »Nein, ich glaube nicht« lautete ihre knappe Antwort, gefolgt von einem mitfühlenden Schulterzucken. Als der angekündigte Oberarzt schließlich alles bereits Gesagte bestätigte und erneut versicherte, dass es keine Operation gab, die mir helfen könnte, konnte ich die Enttäuschung meiner Mutter körperlich spüren. »Ihre Tochter braucht ein Hörgerät. Auf beiden Ohren, da diese in etwa gleich stark geschädigt sind.« Unbeeindruckt fuhr er fort: »Ich würde zusätzlich empfehlen, Ihre Tochter auf eine Schule für Hörgeschädigte zu schicken, damit man ihr dort entsprechend helfen kann. Eine normale Schullaufbahn ist mit diesem schlechten Gehör nicht möglich. Spätestens wenn Fremdsprachen dazukommen, wird sie scheitern. Das sollten Sie wissen und es ihr ersparen.« Meine Mutter versuchte, mir zuliebe tapfer zu sein und die Härte und Dramatik, mit der uns der Arzt die ganze Situation schilderte, abzumildern. Aber das änderte nichts an der Tatsache, dass wir mit einer Verordnung für Hörgeräte die Klinik verließen.

Zu diesem Zeitpunkt konnte ich das Ausmaß der Diagnose noch nicht begreifen. Genauso wenig verstand ich die Sorgen meiner Mutter, als wir uns dem Hörakustik-Fachgeschäft in Marburg näherten. Weshalb sah sie so bedrückt aus? »Ich bekomme doch jetzt Hörgeräte, Mama, damit kann ich wieder hören«, sagte ich voller Stolz. Das zumindest hatte mir der Arzt im Krankenhaus angekündigt. Und ich sollte sogar die Hörgeräte bekommen, die ich haben wollte. Nicht diese fleischfarbenen großen Geräte, die Omas und Opas hinter dem Ohr trugen. Mit großen Knöpfen und Schaltern außen dran. Nein, kleine Geräte, die versteckt im Gehörgang saßen. Denn obwohl ich noch keine Ahnung hatte, wie grausam Menschen sein konnten, wenn sie merkten, dass man anders ist, wusste ich bereits instinktiv, dass es kein Gerät sein sollte, bei dem andere über mich lachen konnten. Doch genau das war das Problem. Bei den kleinen Im-Ohr-Geräten konnte keinerlei Zubehör angeschlossen werden. »So etwas brauchst du unbedingt …«, beharrte der Akustiker. Was er meinte, war eine sogenannte Telefon- oder Induktionsspule, kurz T-Spule. Diese konnte damals allein der Größe wegen nur in Hinter-dem-Ohr-Hörgeräten untergebracht werden. Mithilfe dieser Induktionsspule wäre es möglich gewesen, den Lehrern im Unterricht ein Mikrofon um den Hals zu hängen, sodass ihre Ausführungen direkt in meine Hörgeräte übertragen worden wären. Das hätte zusammen mit den Hörgeräten zu einem deutlich besseren Verstehen von sprachlichen Äußerungen geführt. Allerdings hätten auch meine Mitschüler alle ein solches Mikrofon tragen müssen, damit ich ihre Antworten verstand. Was heute in inklusiven Schulen selbstverständlich ist, war in meiner Kindheit technisch schlicht nicht möglich. In einer »normalen« Schule war dies sowieso undenkbar und von dem Begriff »Inklusion« hatte noch kaum jemand gehört. Es ist zwar erst dreißig Jahre her, aber damals wurde eben noch jeder, der nicht »normal« funktionierte, kurzerhand aussortiert. Es gab ja die vom Oberarzt erwähnte Schule für Hörgeschädigte. Als Kind konnte ich die Tragweite meiner Entscheidung für nicht sichtbare Hörgeräte nicht überblicken. Ich wollte nicht wie eine Oma aussehen, sondern hübsch sein. Vor allem wollte ich wie alle anderen sein. War dieser Wunsch denn so verwerflich? Den Akustiker brachte ich damit zur Verzweiflung. Aber ich setzte mich durch. Also wurde mittels Knetmasse, die mithilfe einer Plastikspritze in den Gehörgang gedrückt wird, ein Abdruck meines Gehörgangs genommen. Eine Woche später bekam ich meine versteckten Hörgeräte. Ich beschloss, die Geräte als etwas Gutes anzunehmen. Eine Hilfe eben. Wie Papa schon sagte: »Andere tragen eine Brille.«

Die ersten Wochen in der Schule verliefen erstaunlich normal. Sobald ich jedoch nach Hause kam, nahm ich die Hörgeräte raus. Da sowieso alles und jeder ziemlich laut war und meine Familie sich insgesamt angewöhnt hatte, mit mir besonders laut zu reden, verzichtete ich auf die Hörhilfen. Schon allein deswegen, weil ich durch die Geräte ständig Kopfweh bekam. Überall war Lärm. Meine Mutter meinte, dass dies doch gut sei, es zeige schließlich, dass ich hören könne. Allerdings war dieses Hörgefühl schrecklich blechern. Wenn ich an einer Straße entlangging, hatte ich das Gefühl, die Autos würden direkt durch meinen Kopf fahren. Nur wenn jemand in einem geräuscharmen Zimmer leise sprach, empfand ich diese Geräte als hilfreich. Wie ein Lautsprecher eben, den man benötigte, wenn die Schallquelle zu weit weg war. Die Technik der Hörgeräte war damals analog, nicht digital. Natürliches Hören war undenkbar. Ganz zu schweigen von einer Software, die zu laut klingende Geräusche beim Eintreffen auf das Mikrofon der Hörgeräte herunterregelt, bevor der Träger der Geräte diese selbst wahrnehmen kann. Heute verfügt bereits jedes Standardgerät der Krankenkassen über solch eine digitale Störgeräuschunterdrückung, die zum damaligen Zeitpunkt meinen Hörverlust samt Sprachverstehen bei Nebengeräuschen extrem verbessert hätte. Je nachdem, wie laut diese Nebengeräusche im Verhältnis zur gesprochenen Sprache sind, sind mit dieser Technik – nach heutigen Maßstäben – in Sprachtests wieder Ergebnisse von bis zu 100 Prozent möglich. Für mich war das damals jedoch nur Fiktion und keine Realität.

Was allerdings noch nicht vom Tisch zu sein schien, war die Absicht des Oberarztes, mich auf eine spezielle Schule für Hörgeschädigte zu schicken. Eine Sonderschule. »Wir machen sie nicht zur Behinderten! Sie bleibt auf ihrer Schule bei ihren Freunden«, stellte sich mein Vater hinter mich. Auch ein Gespräch mit einem Sonderpädagogen der Schule änderte nichts an unserer Entscheidung. Zwar würden auf dieser Sonderschule alle Kinder ein Hörgerät tragen und ich wäre mit meiner Schwerhörigkeit nicht alleine. Aber ich wollte partout nicht zu diesen »komischen Tauben« gehören. Ich hatte das Gefühl, ich würde für etwas bestraft, was ich nicht getan hatte. Ich wurde doch nicht absichtlich krank. Wieso musste ich dann weg von den Menschen, die ich mochte? Dass ich erst über zehn Jahre später wieder auf jemanden treffen würde, der wie ich hörgeschädigt war, ahnte ich damals noch nicht. Was dies bedeuten würde, schon gar nicht. Wie soll eine Neunjährige die Tragweite und die Konsequenzen ihrer eigenen Entscheidungen abwägen? Aber auch meine Klassenlehrerin hatte meine Eltern überzeugt. »Veronika schafft das. Sie war eine meiner besten Schülerinnen!« Damit war das Thema Hörgeschädigtenschule zumindest für meine Eltern endgültig vom Tisch und ich unendlich erleichtert.

Tatsächlich lief für mich vordergründig erst einmal alles weiter wie bisher. Dass ich ab sofort in der Klasse ganz vorne saß, störte mich nicht weiter. Dass ich vieles nicht hörte, fiel im Unterricht kaum auf, da ich die Wortfetzen, die ich herausgehört hatte, mit dem kombinierte, was auf der Tafel stand. Notfalls blieb mir noch ein unauffälliger Blick auf das Schulheft meiner damals besten Freundin. Sowieso gewöhnte ich mir an, mein Umfeld präzise zu beobachten. Zogen alle die Schuhe an, machte ich es nach. Wohin wir gingen, bekam ich dann spätestens am Zielort mit. Dass allerdings doch etwas anders war, machte sich zuerst an meinen Noten bemerkbar. Unsere neue Mathelehrerin war mit einer besonders leisen Aussprache gesegnet, sodass ich innerhalb eines halben Jahres von einer Eins auf eine Vier abfiel. Auch in den anderen Fächern bekam ich Probleme, unter anderem deshalb, weil ich öfter ohne Hausaufgaben dastand. Nicht weil ich faul war, sondern weil die Lehrer die Schularbeiten meist gegen Ende des Unterrichts, wenn bereits rege Pausenstimmung herrschte, quer in die Klasse riefen, anstatt sich die Mühe zu geben, sie an die Tafel zu schreiben. Und ich hatte es wie so häufig schlicht nicht gehört. Meine beste Freundin gewöhnte es sich mir zuliebe zwar an, jegliche Hausaufgaben an den Rand ihres Heftes zu notieren, sodass ich mitlesen konnte. Sie wurde mein zweites Paar Ohren. Aber sie war eben nicht immer da. Mich über das Verhalten der Lehrer zu beschweren, hätte ich mich niemals getraut. Zu groß war die Angst, von dieser Schule zu müssen. Es war meine Entscheidung, nicht auf eine Sonderschule zu wechseln. Also musste ich da durch. Das wusste ich bereits als Kind. Selbst meine Lieblingslehrerin hatte mir mehr als einmal zu verstehen gegeben, dass ich, wenn ich nicht genügend hören sollte, leider zu Hause bleiben müsse. Das sei besser für mich. Man könne auf mich und mein Handicap leider keine Rücksicht nehmen. Punkt. Aus. Basta!

Schlechte Noten waren eine Sache, ausgegrenzt zu werden eine völlig andere. Damit hatte ich nicht gerechnet. Meine Freunde verhielten sich plötzlich anders. Ich hatte immer häufiger das Gefühl, dass hinter meinem Rücken geredet wurde. Oft lachten alle und ich wusste nicht, warum. Lachten sie über mich? Wurde in einer Gruppe eine Frage gestellt und bereits beantwortet, ich aber weder die Antwort noch die Frage mitbekam, stellte ich selbige oft noch einmal und die Reaktionen reichten von genervt bis ungehalten. Meistens folgte nur Spott. Ich fing an, Gruppen von Kindern zu meiden. Meine Freunde zogen sich peu à peu von mir zurück, Einladungen auf Kindergeburtstage blieben aus. Zu meinem zehnten Geburtstag kamen gerade noch vier Kinder zu uns auf den Hof. Innerhalb eines Jahres hatte sich der Radius von Menschen um mich herum zugezogen wie ein Lasso um den Hals eines gefangenen Kälbchens. Nur meine beste Freundin hielt eisern zu mir. Leider konnte sie mich nicht vor allem bewahren. Als ich eines Morgens aus dem Schulbus stieg, streifte mich eine Mitschülerin mit ihrem Ranzen so unglücklich am Kopf, dass mein Hörgerät nicht nur laut pfiff, sondern das Rädchen zum Einstellen der Lautstärke abbrach. Vergeblich versuchte ich, das Rädchen anzuschrauben. Als die ersten Schüler sich irritiert zu mir herumdrehten, sich fragend, was hier so schrill quietschte, verzog ich mich mit roten Wangen auf die Mädchentoilette. Ich schwitzte und meine rutschig-nassen Finger bekamen dieses verflixte Rädchen einfach nicht fixiert. Das Gerät blieb stumm, ich taub. Mit beiden Im-Ohr-Geräten hatte ich bereits größte Mühe, meinem Umfeld zu folgen. Mit nur einem Gerät hörte ich so gut wie nichts. Aus Angst vor einer Rüge traute ich mich nicht, meine Lehrerin einzuweihen. Ich saß mucksmäuschenstill im Unterricht, in der Hoffnung, bloß nicht aufzufallen. Eine Strategie, die auf dem Pausenhof leider nicht mehr aufging. Ich weiß noch, wie ich von einem Mädchen aus der Parallelklasse unsanft zur Seite geschubst wurde. Wütend schrie sie: »Haaaalllooo? Jemand zu Hause? Wieso gehst du nicht zur Seite? Mann, bist du blöd!« Wir waren Freundinnen gewesen, hatten ständig zusammen gespielt. Doch nun saß ich mit aufgeschürften Knien vor ihr und wurde von ihr beschimpft. Ich verstand die Welt nicht mehr.

Es sollte noch schlimmer kommen in Form einer Doppelstunde Sport. Der Lehrer erschien mit einem Fußball in der Hand, wir Schüler standen in einer Reihe. Zwei von uns traten vor, bildeten die Teams. Als ich noch gut hören konnte, war ich stets eine der Ersten, die gewählt wurden. Jetzt wollte mich niemand. Ich blieb als Letzte übrig und musste ins Tor. Was ich seinerzeit nicht wusste: Das Richtungsgehör funktioniert mit nur einem Ohr nicht. Die akustische Orientierung im Raum erfolgt zentral in der Hörrinde und kann nur gelingen, indem Schallsignale von beiden Ohren miteinander abgeglichen werden. Außerdem hilft hierbei die Richtwirkung der Ohrmuschel. Diese Richtwirkung kommt durch die Im-Ohr-Hörgeräte zwar zustande, bringt mit einem Ohr allein aber eben auch keinen Nutzen. Für dieses Fußballspiel bedeutete dies für mich kurz gesagt: Ich hatte keine Ahnung, aus welcher Richtung der Ball kam. Ging es zu schnell von links nach rechts, verlor ich jegliche Orientierung. Erst recht, wenn alle zusätzlich geschrien hatten. Keine zwei Minuten später landete der Ball bei mir im Netz. Danach wieder und wieder. Das andere Team hatte längst durchschaut, wie es mich überlisten konnte: Irgendwoher schrie jemand, dann folgte ein Querpass und bevor ich reagieren konnte, musste ich als Torwart erneut hinter mich greifen. Mein Team verdrehte genervt die Augen, das andere Team schaute fremdschämend nach unten. Ich weiß nicht, welches Verhalten mich mehr verletzte. Letztlich erlöste mich ein Treffer in meinen Bauch, den ich nicht hatte kommen sehen, aus dieser Hölle. Ich strauchelte, fiel um und wurde in die Kabine geschickt. Der Lehrer stand am Spielfeldrand und schüttelte den Kopf. Er schien fassungslos über meine offensichtliche Unfähigkeit. Erst später erfuhr ich, dass er sich beschwerte und meinte, ich hätte auf dieser Schule nichts mehr verloren …

Es dauerte fast zwei Wochen, bis mein kaputtes Hörgerät repariert war. Ein Ersatzgerät konnte mir der Akustiker nicht geben, da es sich bei meinem Gerät im Gehörgang um eine individuelle, passgenaue Anfertigung handelte. In die Schule durfte ich mit nur einem hörenden Ohr nicht mehr zurück. Die Beschwerde des Sportlehrers hatte Kreise gezogen, auch weil sich meine Mathelehrerin ebenfalls gegen eine Teilnahme meinerseits aussprach. Meine Klassenlehrerin riet meinen Eltern dazu, mich so lange zu Hause zu behalten, bis ich mein zweites Gerät bekam. Wieder mit dem Gefühl, bestraft zu werden, blieb ich frustriert daheim. Meist alleine in meinem Zimmer mit meinen Barbies, die mich stumm, aber treu anlächelten. Wenn ich spielte, nahm ich meine Hörgeräte für gewöhnlich sowieso aus dem Ohr. Es tat gut, etwas Luft in die Gehörgänge zu lassen. Und meine Puppen konnten ohnehin weder sprechen noch antworten. In dieser Zeit fing es auch an, dass Bücher zu meinen heiß geliebten Freunden wurden. Sie wurden mein Trost, mein Halt und meine Zuflucht. Ihnen war es egal, wie gut ich hörte oder ob ich eine Zeile noch einmal lesen musste. Wenn sich meine Familie abends vor dem Fernseher versammelte und ich zwischen ihnen auf dem Sofa saß, um dazuzugehören, aber vergebens versuchte, dem Inhalt auf der Mattscheibe zu folgen, widmete ich mich wieder meinen Büchern. Oder ich holte mir meine Barbie-Sachen aus dem Zimmer und zog die Puppen wieder an und aus. War ich in meinem Zimmer, ohne meine Hörgeräte, war ich meist so vertieft, dass es mir weder auffiel, wenn meine Schwester im Nebenzimmer die Musik voll aufdrehte, noch, dass es bereits dunkel geworden war. Diese Eigenschaft, Nebengeräusche und unerwünschte Geräusche auszublenden, indem man seine Hörhilfen herausnimmt, nutzen viele Hörgeschädigte. Es hilft enorm dabei, konzentriert arbeiten zu können und sich auf eine bestimmte Sache zu fokussieren. Und es half mir beim Lernen. Ich begriff schnell, dass ich besser durchs Leben kam und für andere weniger angreifbar war, wenn ich das, was von mir erwartet wurde zu können, bereits im Vorfeld erlernt und in meinem Hirn abgespeichert hatte. So konnte ich mir hervorragend zusammenreimen, was von mir verlangt wurde. In Kombination mit den wenigen Wortfetzen, die ich verstand, und der Deutung von Mimik konnte ich so die meisten Aufgaben lösen. Es war zwar wie ein permanentes Kreuzworträtsel, in dem ich die Lücken ausfüllen musste, aber immer noch besser, als vor einem vollständig leeren Blatt zu sitzen und dafür angeschrien zu werden, dass ich eine Lösung nicht kannte, von der ich bis eben noch nie etwas gehört hatte. Mit dieser Taktik kam ich den Rest des Schuljahres prima durch. Zwar nicht ohne Kränkungen und Ignoranz, aber wenigstens war die Sonderschule für Taube nun kein Thema mehr.

Und noch eine Umstellung kam auf mich zu. Ich durfte mit den Hörgeräten im Ohr nicht schwitzen. Toben mit anderen Kindern? Draußen im Sommer? Nein und nein. Der Gehörgang an sich ist bereits sehr eng. Mit einem Hörgerät kann es bei Anstrengung schnell zu einem Wärmestau kommen, die gestaute Feuchtigkeit führt rasch zu einer Entzündung. Schwitzen verstärkt das Ganze noch. Also sollte ich darauf achten, bei sportlichen Aktivitäten das Gerät besser draußen zu lassen, damit die Belüftung gewährleistet war. Doch nach meiner bitteren Erfahrung beim Fußballtraining in der Schule war dies für mich undenkbar. Ich war mit einem Ohr bereits völlig aufgeschmissen gewesen, wie sollte es erst sein, wenn ich ganz taub wäre? Als meine Schwestern mit ein paar Freundinnen im Hof spielten, ignorierte ich die Anweisung des Akustikers. Ich ließ mein Gerät im Ohr. So lange, bis eine Schweißperle mein linkes Ohr erreichte. Es surrte im Gerät und alles wurde dumpf. Außerdem drückte und juckte es furchtbar im Ohr. Ich rannte die Treppe hinauf in mein Zimmer. Keiner unserer Freunde sollte dieses Gerät sehen. Oben angekommen, nahm ich es aus dem Gehörgang. Es schien festzukleben. Nachdem ich noch heftiger zog, machte es schließlich »plopp«, so als würde man einen Korken aus der Flasche ziehen. Am Ende des Gerätes, dort, wo der Schall rauskommen sollte, steckte ein riesiger Ohrschmalzpfropf. Es war kein Wunder, dass ich damit nichts mehr hören konnte. Zum Glück hatte mir der Akustiker gezeigt, was in diesem Fall zu tun war. Ich holte aus meinem Nachtschrank ein kleines Etui mit einem Bürstchen und einer Art Minischraubenzieher. Ich reinigte das Sieb, setzte das Gerät wieder ein und schloss mich den Mädchen im Hof wieder an. Sie spielten Verstecken. Dass das Jucken im Ohr längst in einen stechenden Schmerz übergegangen war, war mir egal. Ich hatte Spaß. Die Vernunft musste einfach mal warten. Die Quittung bekam ich noch am selben Abend. Als ich das schier festgeklebte Gerät an diesem Tag zum zweiten Mal aus meinem Ohr pulte, schien der Juckreiz unerträglich. Ich kratzte und kratzte. Erst löste sich das erneut gestaute Ohrenschmalz, dann kam Blut. Meine Finger waren nass vor lauter Blut. Verunsichert lief ich zu meinen Eltern, 30 Minuten später saßen wir bereits in der Notaufnahme der HNO-Klinik. Als ich auf dem Untersuchungsstuhl Platz genommen hatte, fing der Arzt an, mit einem Sauger in meinem Ohr herumzustochern. Vor lauter Schmerz rollten mir erste Tränen die Wangen herunter. Der ganze Gehörgang war dick, rot und geschwollen. Ich ächzte. Sagte aber nichts. Kein Wort. Mein Vater hielt meine Hand. »Das schaffst du schon, es dauert sicher nicht mehr lange …« Doch erst zehn endlose Minuten später war sämtliches Ohrenschmalz abgesaugt. »Das musste leider sein«, entschuldigte sich der Arzt, »ich kann sonst das Trommelfell nicht sehen.« Und solange das nicht zu sehen war, konnte er nicht ausschließen, ob sich dahinter vielleicht eine Mittelohrentzündung verbarg. Unbehandelt kann daraus eine Sepsis entstehen, bis zur Meningitis. Ich habe in meiner Tätigkeit als HNO-Ärztin selbst die Erfahrung gemacht, wie schwierig es sein kann, sich in einem entzündeten Gehörgang, der zudem fast zugeschwollen ist, Sicht auf das Trommelfell zu verschaffen. Noch dazu ist die Gehörgangshaut stark innerviert, also mit Nerven versehen, sodass eine Entzündung an sich schon sehr schmerzhaft ist. Jegliche zusätzliche Berührung gleicht qualvollen Nadelstichen. Sinnvollerweise verfügt die Haut in unserem Gehörgang daher über Härchen, die bei normaler Belüftung das Ohrenschmalz kontinuierlich nach draußen transportieren. Allerdings wird genau jener Automatismus aus Belüftung, Funktion der Härchen und Transport des Ohrenschmalzes durch den Einsatz eines Hörgerätes zunichtegemacht. Da steckt nun mal ein Fremdkörper drin, der da nicht reingehört. Zwar versucht man, durch eine kleine Bohrung im Gerät diese Belüftung teilweise wiederherzustellen. Aber: Je größer das Loch, desto mehr Schall kann aus dem Gehörgang entweichen. Es kommt zu einer Rückkopplung und das Gerät pfeift. Ein Teufelskreis. Ich hatte an diesem Abend Glück im Unglück. Mein Trommelfell war unversehrt, die Entzündung steckte ausschließlich im Gehörgang. Ich bekam einen Salbenstreifen ins Ohr gedrückt, getränkt mit Antibiotika und Kortison. Die Entzündung würde damit abheilen. Allerdings müsse dafür das Hörgerät draußen bleiben. Als mir mein Vater im Auto mit Händen und Füßen erklärte, was der Arzt gesagt hatte, blickte ich ihn nur stillschweigend an. Ich war mir der Konsequenzen längst bewusst. Wieder keine Schule. Sport mit Freunden war tabu. Noch mehr einsame Stunden in meinem Kinderzimmer. Mein Vater aber ließ es nicht zu, dass ich mich bemitleidete. Mitleid bekam man geschenkt, das sei nichts wert, sagte er. Für meinen Vater war es erstrebenswert, beneidet zu werden. Das musste man sich erkämpfen.

Der nächste Kampf sollte schneller folgen als gedacht. Obwohl ich mich mit meinen Noten für das Gymnasium qualifiziert hatte, sollte ich auf die Realschule. Es war bei einem Elternabend, als einer der Lehrer sich diesbezüglich mit meinem Vater zusammensetzte. Ich war an diesem Abend mit dabei. Ich wollte wissen, was besprochen wird. Und so saß ich neben meinem Vater, als der Lehrer über meinen Kopf hinweg erklärte, so als ob ich gar nicht anwesend gewesen wäre, dass ich für das Gymnasium partout nicht geeignet sei. »So weit vorne sehe ich Ihre Tochter nicht. Bei ihrem Gehör ist eine Ausbildung das Richtige. Dafür reicht es, wenn sie auf die Realschule geht ...« Mein Vater nickte stumm. Ich war fassungslos. Das Urteil über meine weitere Zukunft schien gerade gefallen. In drei knappen Sätzen. Ich aber akzeptierte das nicht, wollte es nicht akzeptieren. Erst bearbeitete ich zu Hause meine Mutter, dann stimmten wir zusammen meinen Vater um. Schließlich war es meine Grundschullehrerin, diejenige, die mich als Einzige vor meinem Hörschaden kannte, die mir zur Seite stand. Sie hatte eine andere Meinung als der Rest der Lehrer. Sie warnte uns zwar vor, dass ich vor allem in Englisch und einer zweiten Fremdsprache eventuell Probleme bekommen könnte, aber sie hielt mich grundsätzlich für geeignet. »Sie hat mir wortwörtlich gesagt, dass sie glaubt, dass du das schaffen kannst«, erzählte mir meine Mutter. Meine Lehrerin war einer der ersten Menschen, die neben meiner Familie an mich glaubten. Ich wollte sie nicht enttäuschen.

Es kam, wie es meine Klassenlehrerin prophezeit hatte. Mit der Kombination aus Lernfleiß und Mehrarbeit konnte ich in den meisten gymnasialen Fächern ausgezeichnet punkten. Nicht jedoch in Englisch. Wie jede Sprache lässt sich Englisch hervorragend durchs Hören lernen. Es gibt keine allzu schwere Grammatik. Die effektivste Lernmethode ist, einfach das Gehörte aufzuschnappen, abzuspeichern und nachzuplappern. Englische Musik, US-Serien und Filme im Original – Englisch war omnipräsent. Zumindest für meine Mitschüler und für all jene, die normal hören konnten. Dass dieses einfach Hören und Nachsprechen bei mir nicht funktionierte, ist mir als Schülerin nicht bewusst gewesen. Mein Hörschaden ist mittel- bis hochgradig, besonders in den hohen Frequenzen. S- und Zischlaute konnte ich gar nicht hören. Selbst mit Hörgeräten nicht. Doch um Englisch zu verstehen und nachsprechen zu können, braucht es »th« und »gh«. Die Frequenz dieser Laute ist dabei noch höher als bei »s« und »f«, die bei etwa 7000 Hertz gesprochen werden und bei einem Schallpegel von 25 Dezibel. Da ich in dieser Frequenz aber erst ab einer Lautstärke von rund 80 Dezibel hörte – das entspricht in etwa der Lautstärke eines vorbeifahrenden Lkws –, war es für mich unmöglich, diese Laute nachzusprechen. Im Rahmen der Frühförderung hörgeschädigter Kinder oder der Sprachtherapie bei Erwachsenen lässt sich dies als Hörgeschädigter trotzdem lernen, indem man die Mund- und Lippenbewegung genau erklärt bekommt. Beispielsweise spürt man diesen Laut ebenfalls, wenn man dabei eine Hand an den Kehlkopf legt. Leider hatte mir zu diesem Zeitpunkt von all diesen Zusammenhängen nie jemand etwas gesagt. Ich sprach Dinge also so, wie ich sie las. Stand im Text »This is enough«, sagte ich »Dis is enoug«. Ich sprach es hinten mit einem harten »g«. Ich weiß noch, dass wir im Unterricht einen Text vorlesen mussten, der genau diese Zeile beinhaltete. Jeder in der Klasse musste nacheinander diesen Text laut vortragen. Meine Englischlehrerin schien mit jedem zufrieden zu sein, außer mit mir. »Bitte wiederhole es noch mal«, forderte sie mich auf. Und noch einmal. Und noch einmal. Immer wieder las ich vor: »Dis is enoug.« Immer wieder wurde ich korrigiert. »Wieso kannst du das nicht?«, blaffte mich die Lehrerin letztendlich an. »Jetzt haben es wirklich alle fehlerfrei gesagt. Nur du nicht. Was soll das bloß?« Wie es richtig ausgesprochen werden muss, erfuhr ich erst zehn Jahre später gegen Ende meines Medizinstudiums, als mein damaliger Freund und jetziger Ehemann mir erklärte, dass sich das englische »gh« wie ein »f« spricht. Er machte es mir mit seinem Mundbild deutlich vor. Leider sind weder Sprache noch die Auswirkungen von Schwerhörigkeit auf die Sprachentwicklung Gegenstand des Medizinstudiums. Wie sollte dies dann eine Gymnasiallehrerin wissen? Selbst im Facharztkatalog der HNO-Ärzte findet sich dazu nichts. Lediglich Phoniater, Pädaudiologen und Logopäden kennen sich mit dieser Materie aus.

Dass ich ab diesem Moment zum Gespött des Gymnasiums wurde, überrascht sicherlich niemanden. Ich war ab sofort der Klassenclown. Diejenige, die falsch reagierte. Die kein Englisch konnte. Die nicht cool war. Die dumm war. Die auszusortieren war. Ich bekam Spitznamen wie »Scheißohr« oder »Behinderte«. Mich physisch zurückziehen konnte ich leider nicht, aber ich begann, mich noch mehr zu verschließen. Ich zog mich in mich selbst zurück. Manchmal war es so, als schaute ich wie von außen zu, wenn andere über mich lachten. Als wäre ich gar nicht dabei. Wie es eben Kinder machen, wenn seelische Verletzungen zu groß sind und der Schmerz unerträglich wird. Von dem einst unbeschwerten, fröhlichen und kommunikativen Mädchen vom Bauernhof war zu diesem Zeitpunkt nichts mehr übrig. Ich war zu einem schüchternen, unsicheren und vor allen Dingen misstrauischen Teenager geworden. Trotz intensiven Einsatzes meiner Eltern auf Elternabenden und bei unzähligen Gesprächen mit Lehrern und hin und wieder mal mit den Eltern eines Mitschülers hörte das Mobbing nicht auf. Im Gegenteil.

Das Ganze schaukelte sich derart hoch, dass ich noch vor Ende der 10. Klasse die Schule verließ und auf ein anderes Gymnasium wechselte. Ich wollte einen Neuanfang. Mein Hauptziel an der neuen Schule war es nun selbstverständlich, dass es unter keinen Umständen jemand wissen durfte, dass ich schwerhörig war. Einmal Klassenclown genügte. Ich eignete mir darum im Vorfeld bestimmte Standardantworten und einen gewissen Gesichtsausdruck an, der auf quasi alle Fragen passen könnte. Ein standardisiertes »Genau« fand ich universell einsetzbar. Reagierte jemand seltsam, wenn ich dies als Antwort gab, drehte ich mich im Handumdrehen um und verschwand mit einem knappen »Ich muss los«. Besser, ich würde als arrogant abgestempelt, als dass man mich erneut für dumm hielt. Und ich versuchte wie gewohnt, unauffällig zu bleiben. Ich trug die Haare offen und stets über den Ohren. Für den Sportunterricht erfand ich sogar eine bestimmte Art Zopf, bei der die Haare unterhalb der Schläfe direkt über die Ohrmuschel führten. Das sah ein wenig eigenartig aus, war mir aber egal, solange es meine Hörgeräte kaschierte. Ich besorgte mir zügig einen Leseausweis bei der Stadtbibliothek und, für damalige Verhältnisse sehr früh, einen eigenen Computer. Ich durfte sogar in die Universitätsbibliothek, obwohl ich noch gar nicht studierte. Aber ich brauchte, wollte diesen Informationsvorsprung. Das meiste Wissen hole ich mir bis heute aus Büchern. Dennoch erzielte ich trotz der Resistenz meinen Mitschülern gegenüber und der Tatsache, dass ich, weil ich keine Freunde hatte, quasi meine ganze Freizeit mit Lernen und Lesen verbrachte, keine Bestnoten. Zumindest beurteilte ich dies so. Vor meinem Hörschaden war ich kurz davor gewesen, eine Klasse zu überspringen. Daher empfand ich das Abiturzeugnis aus meiner Sicht als ein Desaster. Ich hatte lediglich eine Zwei vor dem Komma.

Die Enttäuschung hielt nicht lange vor. Mein Hörakustiker war, im Gegensatz zu mir, von meiner Abiturnote 2,3 nämlich völlig begeistert. Er konnte es nicht glauben, dass ich überhaupt zu dieser Leistung imstande war. Als Pädakustiker betreute er viele hörgeschädigte Kinder. Die allerwenigsten gingen auf eine »normale« Schule, geschweige denn auf ein Gymnasium. Abitur hatte von seinen hörgeschädigten Kindern bisher noch keines auf einer Regelschule gemacht. Ohne zusätzliches Zubehör wie eine Mikroport- oder FM-Anlage sei dies eigentlich kaum zu bewältigen, sagte er. Laut einer Studie seien hörgeschädigte Kinder im Durchschnitt nämlich bis zu zwei Notenpunkte schlechter als ihre Mitschüler. Darum würde es auf Regelschulen einen sogenannten Nachteilsausgleich geben. Hörgeschädigte Schüler, die also in einer Regelschule eine Vier schrieben, hätten aufgrund ihres schlechten Gehörs eine Zwei verdient. Was sagte er da? Dies bedeutete, ich hätte ein Abitur von 0,3? Der Notendurchschnitt der besten Abiturientin meines Jahrganges war 1,2. Ich war fassungslos. So etwas gab es? Wieso wussten so etwas meine

Lehrer nicht? Ungläubig erzählte ich meinen Eltern von diesem Nachteilsausgleich. Wir bekamen von unserem Akustiker die Ergebnisse der Studie zugeschickt und baten um einen Termin im Gymnasium. Der Schulleiter besprach sich mit all jenen Lehrern, die mich unterrichtet hatten. Anschließend einigte sich das Kollegium darauf, mir ein Schreiben zukommen zu lassen, in welchem mir ein Abitur mit der Note 1,3 bescheinigt wurde. Ich fand meinen Frieden mit der Schule. Zumindest mit den Lehrern.

Freunde hatte ich nach wie vor keine, von einem festen Freund ganz zu schweigen. Bücher erwarten nicht, dass du mit ihnen sprichst. Jungs schon. Meine ersten Versuche, dem anderen Geschlecht ein wenig näherzukommen, startete ich in einer Tanzschule in Marburg im Rahmen der Vorbereitungen für den Abiball. Ein einziges Mal wurde ich von einem Jungen aufs Parkett geholt. Er wirkte nett. Doch die Musik war so laut, dass ich nichts von all dem verstand, was er mir während des Tanzes ins Ohr flüsterte. Er bekam nicht eine einzige Antwort von mir und forderte mich danach nie wieder auf.

Auch mein erstes Date endete in einer Katastrophe. Ich war mit einem wirklich süßen Jungen verabredet. Er schlug vor, uns in einem American Diner zum »Vorglühen« zu treffen, danach wollte er mit mir in einen der angesagten Clubs. Es war Freitagabend. Partyzeit. Das Essen im Burgerladen, wusste ich, würde ich noch einigermaßen gut händeln können. Das Licht würde zwar gedämpft, aber noch hell genug sein, sodass ich von seinen Lippen würde ablesen können. Tatsächlich lächelte mich dieser Junge während des Gesprächs immer wieder an. Und ich lächelte selig zurück. Doch schon während der Busfahrt zur Disco änderte sich sein Interesse. Ich versuchte vergeblich, Blickkontakt herzustellen, aber er schaute gelangweilt aus dem Fenster. Es lief unmissverständlich zunehmend schlechter. Das spürte ich. Der Club war wie erwartet brechend voll. Höllisch laut dazu. Der Lärm tat mir in den Ohren weh. Ich gab mein Bestes, irgendetwas in seiner Mimik oder seinen Blicken ablesen zu können. Aber das permanente Flackern der Discolichter bei ansonsten völliger Dunkelheit machte mir einen Strich durch die Rechnung. Ich konnte keinerlei Mundbewegungen erkennen. Nichts von dem, was er offenbarte, ergab einen Sinn. Von Kursen in Lippenabsehen hatte ich bis dato noch nie etwas gehört und allein mit meinen selbst angeeigneten Fähigkeiten scheiterte ich bei diesen akustischen und optischen Verhältnissen kläglich. Ich gab mir Mühe, weiter zu lächeln und freundlich zu sein, weil ich den jungen Mann mochte. Allerdings war er kurz darauf im Gemenge der Tanzfläche verschwunden. Ich suchte nach ihm und fand ihn schließlich im Gespräch mit einem hübschen blonden Mädchen, das ich noch nie gesehen hatte. Das war's dann. Ich war abserviert. Das hätte ich mir auch sparen können. Enttäuscht rief ich meine Mutter an, ob sie mich abholen könnte. Bus- oder Bahnverbindungen in mein abgelegenes Dorf gab es nicht. Im Auto versuchte ich, mir nichts anmerken zu lassen, und behauptete, der Abend sei gut gelaufen und wir würden uns bestimmt bald wieder treffen. Das war gelogen. Dennoch rief ich diesen Jungen ein paar Tage später an. Ich dachte oft an ihn und vielleicht würde ich von ihm ja trotz des aus meiner Sicht unglücklichen Ausgangs des Abends etwas Nettes zu hören bekommen. Wer wusste schon, wie die Sache mit dieser Blondine ausgegangen war? Also atmete ich tief durch und griff zum Hörer. Telefonieren ging zu Hause in völliger Ruhe mit einem speziellen Telefon ganz gut. Meine Eltern hatten inzwischen ein Telefon mit einem Rädchen an der Seite besorgt, mit dem ich die Lautstärke des Hörers einstellen konnte. Der Junge blieb dennoch sehr einsilbig. Ich versuchte krampfhaft, ein Gespräch aufzubauen. Als ich dann schließlich allen Mut zusammennahm und ihn fragte, ob er nicht noch einmal Lust hätte, sich mir zu treffen, kam ein direktes »Nein, danke«. Ich gab nicht auf. »Und warum nicht?« Jetzt schien er endgültig die Geduld mit mir zu verlieren. In einem patzigen Ton motzte er in den Hörer: »Weil immer wenn ich dich was fragte, ich bloß ein dummes Grinsen oder ein kurzes ›Hmm‹ von dir als Antwort bekam.« Klack. Dann legte er auf. Das hatte gesessen. Ich verzog mich in mein Zimmer und vergrub mal wieder mein tränennasses Gesicht ins Kopfkissen. Das war schiefgegangen. Aber richtig. Gleichzeitig wurde mir in diesem Moment klar, dass ich mit dieser »Lächeln und Nicken«-Taktik in Zukunft nicht mehr weiterkam. Ich musste mir etwas anderes einfallen lassen. Aber egal, was ich tat, es stand für mich unzweifelhaft fest, dass ich niemanden wissen lassen durfte, dass ich ein Hörproblem hatte. Erst recht keinen Jungen, den ich mochte. Sollten sie mich lieber für dumm halten. Ich wurde trotzig. Ich würde es ihnen schon zeigen.

KAPITEL 3

MEDIZINSTUDIUM MIT HANDICAP

Bist du dumm oder was?

»Muss es denn ausgerechnet Medizin sein?« Meine Mutter saß in ihrem Sessel im Wohnzimmer und schaute mich entsetzt an. »Weißt du, was du dir mit diesem Studium antust? Es gibt so viele andere Wege. Suche dir doch bitte nicht den schwierigsten aus ...« Doch mein Entschluss stand bereits felsenfest. Im Rahmen der alljährlichen Hochschul-Erkundungswoche hatte ich zuvor die Möglichkeit genutzt, in jede aufgeführte Vorlesung der Universität »reinzuschnuppern«. Marburg ist zwar mit knapp 80 000 Einwohnern nur eine Kleinstadt, dennoch mit über 20 000 Studenten außerordentlich studentisch geprägt. Deshalb gab es entsprechend viele Studienangebote. Ich besuchte Seminare unter anderem in Betriebswirtschaft, Volkswirtschaft und Jura. Und ich merkte schnell zwei Dinge: Erstens war es in den Hörsälen mit bis zu 400 anderen Studenten ziemlich laut und die Akustik obendrein absolut miserabel. Selbst diejenigen, die normal hören konnte, achteten weniger auf das, was der Professor dozierte, sondern unterhielten sich entweder desinteressiert miteinander oder schrieben mühevoll die Notizen ab, die auf die Folien des Overheadprojektors gekritzelt waren. Zweitens: BWL und VWL erschienen mir gähnend langweilig. »Betriebsnotwendiges Vermögen«, »Geldvermögen«, »Rechenschaftslegung«. Was für sperrige Wörter. Was sollte das bloß bedeuten? Für Jura konnte ich mich genauso wenig begeistern. Was übrig blieb, war Medizin. Es war Freitagnachmittag, die letzte Veranstaltung dieser Informationswoche. Es stand ein Seminar über medizinische Psychologie auf dem Programm. Als ich den Hörsaal betrat, war ich überrascht. Nur etwa 20 Studenten saßen dort. Der Dozent war gerade mal Ende 30. Jung. Engagiert. Einnehmend. Alle hörten aufmerksam zu. Keiner unterhielt sich mit dem anderen oder schaute gar gelangweilt aus dem Fenster. Auf die Tafel war das Foto eines rauchenden Mannes projiziert. Der Dozent begann von den Folgen des Nikotinkonsums zu sprechen und welche Krebsarten sich daraus entwickeln könnten. Dann begann er im Dialog mit den Studenten zu diskutieren, wie man jemanden vom Rauchen abbringen könnte. Welche Mechanismen und Argumentationen greifen könnten. Ich weiß noch genau, wie seine Worte ganz tief in mir etwas bewegten. Es sprach von Überleben, von Lebensqualität, Patientenwohl und vom Tod. Hier ging es um ganz wesentliche Dinge. Um Dinge, die jeden von uns betreffen. Hatte ich bisher nicht selbst auf schmerzlichste Art und Weise erfahren, was es bedeutet, wenn die eigene Gesundheit nicht mehr gewährleistet ist? Es setzte sich eine rasende Gedankenspirale in Gang. Ich vereinbarte Termine in studentischen und universitären Einrichtungen, erkundigte mich ausgiebig über das Medizinstudium und dessen Inhalte. Ich erfuhr, dass es in Heidelberg sogar Hörsäle für Schwerhörige gab. Diese Säle waren mit einer sogenannten Ringschleife für die T-Spule von Hörgeräten ausgelegt, dazu gab es spezielle Kopfhörer. Je mehr ich darüber in Erfahrung brachte, desto mehr wollte ich nach Heidelberg. Die Skepsis, ob ich diesem Studiengang an sich gewachsen war, blieb dennoch. Auch die warnenden Worte meiner Mutter hatte ich im Gedächtnis, als ich eines Nachmittags in einer Buchhandlung stand und mir die sogenannte *Gelbe Reihe* betrachtete. Jeder Medizinstudent kennt sie. Das sind all jene Bücher, in denen die Examensfragen der vorhergehenden Examensprüfungen enthalten sind. Wie viele wissen, wird in medizinischen Prüfungen grundsätzlich mit Multiple Choice gearbeitet. Also eine Frage und vier bis fünf Auswahlmöglichkeiten zur Antwort. Das meiste klang fürchterlich kompliziert. Dazu die lateinischen und griechischen Ausdrücke! Die Zweifel stiegen. Jedoch gleich aufzugeben, erschien mir als feige. Vielmehr beschloss ich, mit jemandem zu sprechen, der das Studium hinter sich hatte. Ich musste herausfinden, wie man durch dieses Studium kommen konnte – und ob ich das kann?! Im Bekanntenkreis meiner Eltern gab es einen türkischstämmigen Kinderarzt, der in der universitären Kinderklinik arbeitete. Er nahm sich Zeit für mich und beantwortete mir jede meiner Fragen. Bevor er sich verabschiedete, musterte er mich mit einem letzten kritischen Blick und fragte, was ich denn tun würde, wenn ich mit meinem Fahrrad vor einem hohen Berg stehen würde. Ich sagte ihm, je höher der Berg wäre, desto mehr würde ich versuchen, in die Pedale zu treten. Da lächelte er breit übers ganze Gesicht und sagte, dass das Medizinstudium genau das Richtige für mich sei.

Doch noch hatte ich keine Zusage von der ZVS, der Zentralen Vergabestelle für Studienplätze, für einen Platz für Humanmedizin in Heidelberg. Und es sollte sich weiterhin wie ein roter Faden durch mein Leben ziehen, dass ich für alles, was ich wollte, eisern kämpfen musste.

So bestand ich meine praktische Führerscheinprüfung erst im zweiten Versuch, weil der Prüfer keinerlei Rücksicht auf meine Hörproblematik nahm und seine Anweisungen vom Rücksitz in einer Lautstärke vor sich hin nuschelte, bei der ich schlicht kapitulieren musste. Auch bei meiner Prüfung zur lizenzierten IFAA-Fitnesstrainerin fiel ich im ersten Anlauf durch. Ich hatte den theoretischen Teil über Muskeln und Gelenke und wie man diese bestmöglich trainierte, zwar mit Bravour gemeistert. Ich erzielte 108 von 110 Punkten. Aber bei der praktischen Prüfung war ich bei den verlangten Warm-up-Choreografien nicht hundertprozentig im Takt, hörbedingt. Dass ich durchgefallen war, stand dennoch in keinerlei Verhältnis. Ich wehrte mich, durfte die Prüfung wiederholen und hielt wenig später meine Urkunde in den Händen. Nun lag die Absage der ZVS im Briefkasten. Ich konnte es nicht glauben. Obwohl der Numerus clausus in diesem Jahr für das Medizinstudium bei 1,5 lag und ich dank des Ausgleichs für meine Höreinschränkung auf eine Abiturnote von 1,3 kam, wurde ich abgelehnt. Wie konnte das sein? Zumal in den Richtlinien für die Bewerbung stand, dass behinderte Studenten im Auswahlverfahren in jedem Fall vorgezogen werden mussten. Ich rief bei der ZVS an und erfuhr, dass der Nachhaltigkeitsausgleich meines Gymnasiums nicht anerkannt wurde. Mit meinem regulären Notendurchschnitt, so wurde ich vertröstet, hätte ich doch ohnehin nur sechs bis acht Wartesemester und ich solle in der Zwischenzeit einfach eine Ausbildung zur Krankenschwester machen. Puh! Ich hatte meinen Traum schon fast begraben, als ich durch Zufall von einer Möglichkeit erfuhr, sich einen Studienplatz einzuklagen. Dabei wird in einem gerichtlichen Verfahren überprüft, ob eine Hochschule über die angegebene Anzahl von Studienplätzen hinaus weitere Studienplätze anbieten könne. Falls ja, ordnet das Verwaltungsgericht die Vergabe dieser Studienplätze an. In Marburg gab es einen Anwalt, der auf genau jene Kapazitätsklagen spezialisiert war. Zwar erschien mir dieser Weg zugegebenermaßen nicht sehr sympathisch, aber der Anwalt konnte mir glaubhaft versichern, dass diese Klage ebenso im Sinn der Universitäten sei. Besonders in Leipzig und Dresden sei der Vorstand der Universität höchst interessiert daran, dass diese Klagen zum Erfolg führten. Man wolle damit verhindern, dass weitere Studienplätze eingespart würden und, das sei der schlimmste Fall, dass Universitäten gar zusammengelegt würden. Dadurch würden ganze Lehrstühle »vernichtet«. Wir reichten im Sommer die Klage ein, im Spätherbst wurde mir der Platz zugesichert und schon vier Wochen nach dem offiziellen Semesterbeginn hatte ich meinen Studienplatz. Ab Anfang Dezember wäre ich in Leipzig. Zwar war dies nicht Heidelberg und die Universität dementsprechend nicht für Hörgeschädigte ausgestattet. Das war mir aber alles egal. Ich hatte meinen Studienplatz. Ich bekam meine Chance.

Trotzdem machte es mir Sorgen, dass ich diesem Studium ja vor allem würde akustisch folgen müssen. Auch wenn ich bereit war, ganze Telefonbücher auswendig zu lernen, so war ich doch darauf angewiesen, wenigstens ein Minimum an Informationen akustisch aufzunehmen. In diesem Herbst stand noch einmal die Neuversorgung mit Hörgeräten an. Meine Krankenkasse ermöglichte es, alle fünf Jahre so etwas wie Freibeträge für neue Hörgeräte abzurufen. Diese fünf Jahre waren um. Wie gewohnt legte ich mich auf meine Im-Ohr-Geräte fest. Sie waren erstmals digital statt analog, aber natürlich bei Weitem nicht mit den Hinter-dem-Ohr-Geräten vergleichbar. Doch dann legte mein Hörgeräteakustiker einen Prospekt über eine teilimplantierbare Hörhilfe namens Symphonix vor mir auf den Tisch. Symphonix – was für ein schöner Name, was für eine Technik. Jahrelang gequält, verängstigt, gemobbt und ausgelacht wegen sichtbarer Hörhilfen, hielt ich nun einen Flyer in der Hand, der »unsichtbares« Hören versprach. Ich sah plötzlich meinen Traum, abgedruckt auf einem Hochglanzprospekt. Ich sah Fotos von glücklichen, wie befreit wirkenden Menschen, die nur noch ein etwa 2-Euro-Stück großes Gerät in der Farbe der Haare unter selbigen ganz unauffällig trugen. Das Ohr selbst, ich konnte es kaum fassen: frei! Der Gehörgang: frei! Unsichtbares Hören! Eine Sensation! Kurz darauf saß ich mit meinem Vater als Selbstzahler, was für eine Klinik mindestens so lukrativ ist wie ein Privatpatient, nur das dieser eben für die Kosten »selber« aufkommt, im Behandlungszimmer des Chefarztes der nächstgelegenen Uniklinik. Ein hochgewachsener Mann mit gegelten Haaren, goldenem Kuli in der Brusttasche und strahlend weißem, knitterfreiem Kittel. Ohne auch nur ein Wort mit mir zu reden oder mich gar anzuschauen, drehte er mein Gesicht zur Seite und schaute mir in die Ohren. Ich verstand natürlich nicht, was er sagte, bis er endlich den Stuhl umdrehte und mich durch seine Brille von oben herab ansah. »Veronika, du bräuchtest Kontakt zu einer Studentin von mir. Sie trägt klassische Hinter-dem-Ohr-Hörgeräte. Sie ist an der ganzen Uni so bekannt wie ein bunter Hund. So bräuchtest du keine Operation mehr.« Er sah zu meinem Vater, als hätte er gerade ein Wunder vollbracht. »Also, wie gesagt ... Besser keine Operation, da kann viel zu viel kaputtgehen.« In mir brach innerhalb von Sekunden alles zusammen. Ich hatte nur diese paar Worte gehört, aber sehr wohl verstanden, dass mein Traum vom »unsichtbaren Hören« gerade geplatzt war. Dabei ging es mir nicht mal um die Optik. Das Hörgerät entstellte ja nicht mein Gesicht. Ich wollte schlicht einen freien Gehörgang! Keine Entzündungen mehr, keinen Juckreiz mehr im Ohr. Meine Meinung allerdings spielte für diesen Arzt keine Rolle. Ich war zu diesem Zeitpunkt volljährig und kurz davor, Medizin zu studieren. Eine Meinung hätte mir also durchaus zugestanden. Dennoch hatte ich viel zu viel Respekt, als dass ich seine Aussage irgendwie anzweifelte. Er war der Chefarzt. Ein Gott in Weiß. Und er hatte unrecht. Es sei an dieser Stelle erwähnt, dass es innerhalb der Hals-Nasen-Ohren-Heilkunde, wie in jeder anderen Fachrichtung, Spezialisierungen gibt. Diese reichen von Allergologie (die Lehre von Allergien und deren Behandlung) über Somnologie (Schlafmedizin), Rhinologie (Lehre von Erkrankungen an der Nase und deren Behandlung), plastische Operationen, Otologie (Erkrankungen des Ohres) bis hin zur Spezialisierung auf Tumorerkrankungen im Kopf-Hals-Bereich (Onkologie). Dass ebendieser Chefarzt ein ausgewiesener Onkologe war, verschwieg er. Diese Arroganz, nicht zugeben zu wollen, dass er sich mit meiner Art der Ohrenerkrankung nicht auskannte, dazu weder dieses Implantat hätte einsetzen können noch um die Problematik von Ohrerkrankungen und die psychosozialen Auswirkungen von Schwerhörigkeit wusste, hatte mich zum damaligen Zeitpunkt um eine wertvolle Behandlungsmethode gebracht. Und es hat meinen weiteren Weg nachhaltig beeinflusst. Es prägte meine Haltung gegenüber den Patienten. Es beeinflusste, wie ich als Ärztin sein wollte und vor allen Dingen, wie ich nicht sein wollte.

Abgesehen von meiner Hörproblematik gab es zusätzlich noch den finanziellen Aspekt zu klären. Ich hatte zwar die Möglichkeit, mir als Fitnesstrainerin in Leipzig etwas dazuzuverdienen, doch das genügte bei Weitem nicht. Ein preisgünstiges Zimmer in einer WG kam für mich nicht infrage. Dann hätte ich mich als schwerhörig outen müssen und davor hatte ich nach all meinen schlechten Erfahrungen in der Vergangenheit zu viel Angst. Also brauchte ich eine eigene Wohnung. Und das war teuer. Mit der Option eines gängigen BAföG tat ich mich schwer. Der Gedanke, meine Zukunft mit Schulden zu beginnen, verursachte mir Bauchweh. Ich strebte daher nach einem Stipendium. Außer bei der Studienstiftung des deutschen Volkes, zu der man als Bewerberin von Lehrern vorgeschlagen werden musste, gab es Stipendien politischer Stiftungen. Bei uns zu Hause wurde offen und gern politisch argumentiert und anders als die meisten meiner Mitschüler vertrat ich aus Überzeugung eher konservative Haltungen. Einerseits weil ich über einen ausgeprägten Leistungsbezug verfügte, aber auch, weil ich zwar eine soziale Haltung unglaublich wichtig fand, es aber nicht als vernünftig ansah, immer nur bei denen zu »holen«, die etwas besaßen. Wieso sollte man sonst erstreben, etwas zu erreichen, wenn es ohnehin vom Staat besteuert und weggenommen wird? Darum bewarb ich mich als Stipendiatin bei der Konrad-Adenauer-Stiftung, kurz KAS. Auf der Internetseite wurde nach motivierten Studenten gesucht, die exzellente Noten hatten und darüber hinaus eine besondere Motivation. Man sollte politisch und gesellschaftlich interessiert sein und sich über aktuelle Ereignisse eigene Meinungen bilden können. Das klang perfekt. Ich stellte alle notwendigen Unterlagen zusammen. Von meinem Abiturzeugnis mit der dazugehörigen Bescheinigung meines Notendurchschnitts mit Nachteilsausgleich bis zu einem aussagekräftigen Lebenslauf samt Fotos. Dazu formulierte ich ein Anschreiben, in dem ich erklärte, wie es zu meiner Hörschädigung gekommen war, dass ich den Wechsel auf eine Sonderschule abgelehnt hatte, ich trotz prognostizierter sprachlicher Barrieren als Person mit Höreinschränkung ein erfolgreiches Abitur in Französisch ablegte und ich, gerade wegen meiner eigenen Hörschädigung, nicht nur mir selbst, sondern vor allem anderen Menschen in meiner Situation helfen möchte. Eine Woche später erhielt ich die Einladung für die dreitägige Auswahltagung im Schloss Eichholz in Wesseling bei Köln. Es gab mehrere schriftliche und drei mündliche Prüfungen. Dazu am letzten Tag ein Einzelgespräch mit drei Altstipendiaten. Zwei Professoren und eine nette Dame mit Doktortitel. Die Altstipendiaten befragten mich zu meiner Höreinschränkung und wie ich dachte, als Ärztin mit Hörgeräten ein Stethoskop zu benutzen. Natürlich war ich bei meinen Recherchen für das Studium auch darüber gestolpert und erklärte, dass ich Stethoskope mit akustischem Verstärker benutzen würde. Ebenso gab es vonseiten meines Marburger Akustikers die Idee, mittels Abdrücken meiner Ohrmuschel spezielle Ohrpassstücke anzufertigen, auf die ich ein gewöhnliches Stethoskop setzen konnte, sozusagen vor dem Schalleingang meiner Hörgeräte. Auch bei der Abschlussfrage, warum ich eine würdige Stipendiatin sei, brauchte ich nicht lange zu überlegen. Ich antwortete: »Weil ich noch verdammt viel vorhabe!«

Als ich im Herbst 2001 die Medizinische Fakultät der Universität Leipzig betrat, tat ich dies als stolze Stipendiatin. Zwar enthielt das Schreiben den Vermerk, dass ich die ersten zwei Semester lediglich »zur Probe« aufgenommen worden sei. Aber das motivierte mich umso mehr. Ich hatte etwas geschafft, was ich nie für möglich gehalten hätte: Es gab nur 50 Plätze bei über 400 Bewerbern. Ich, ein behindertes Kind vom Dorf, gehörte zu diesem erlesenen Kreis. Ich hatte ein Stipendium erhalten. Es war ein Privileg für mich, eine stark erkämpfte Tatsache, dass ich mich trotz der Ablehnung durch die ZVS und dieser grausamen Schulzeit nun doch noch als Studentin einschreiben durfte. Und das nicht in Physik oder Chemie, einem kleineren Fach mit vergleichsweise wenig Studenten, wie mir beispielsweise die Berufsberatung des Arbeitsamtes im Vorfeld alternativ geraten hatte. Nein, ich studierte Humanmedizin! Würde ich es wirklich schaffen, mindestens zwölf Semester durchzuhalten, wäre ich am Ende Ärztin. Dieser Begriff und diese Tatsache fühlten sich für mich in diesem Moment so irreal an wie ein Flug zum Mars.

Wie befürchtet wurden die Vorlesungen für mich zu einer täglich neuen Herausforderung. Der Hörsaal für Anatomie war optisch sehr schön, akustisch jedoch eine Katastrophe. Mit einer hohen Decke, in welcher der Schall komplett verloren ging. Dazu der Lärm der durchschnittlich 400 Studenten auf ihren knarzenden Holzstühlen. Ich kann mich nicht daran erinnern, dass ich auch nur einer Vorlesung habe akustisch folgen können. Dennoch nahm ich vorbildlich an jedem Unterricht teil. Ich ging nie ohne zahlreiche Bücher in die Vorlesung, schrieb alles ab, was an der Tafel und auf Folien stand, und versuchte, den entsprechenden Inhalt im Buch mit- oder zu Hause nachzulesen. Aber durch den Krach, der während der Vorlesung oft herrschte, konnte ich kaum konzentriert lernen. Die Ohren »auszumachen«, traute ich mich damals noch nicht. Was, wenn mich jemand angesprochen hätte? Als eine weitere Erschwernis erwiesen sich die Lehreinheiten im Präpariersaal beim Sezieren von Leichen. Neben dem Gestank war es vor allem die Hitze in diesem Raum, die mich und meine Ohren an die Grenze brachte. Hitze und gestaute Gehörgänge – das schrie schon förmlich nach einer weiteren Entzündung. Konzentriert hatte jeder von uns bestmöglich versucht, seinen zugewiesenen Bereich des leblosen Körpers zu sezieren. Schulter an Schulter, was die Wärme in diesem Raum noch verstärkte. Es hätte natürlich geholfen, wenigstens meine Haare hochzustecken, um etwas Luft in den Nacken zu bekommen, aber das kam für mich logischerweise nicht infrage. Ich stand daher stets hochgradig transpirierend, mit verklebten Haaren im Gesicht und juckenden Gehörgängen am Seziertisch. Trotzdem lächelnd, nichts verstehend und immer mit der Angst, man könnte mich ansprechen. Dass auch dieser Saal hohe schallschluckende Decken haben musste, war irgendwie klar. Ich erinnere mich noch an unsere erste mündliche Prüfung in Anatomie. Bei der schriftlichen Prüfung zuvor, es ging um Embryologie, also die Lehre von der Entstehung des menschlichen Lebens, hatte ich zehn von zehn Punkten erreicht. Note eins. Das gab Selbstvertrauen. Nun kam besagter mündlicher Teil. Thema war die obere Extremität. Also alles zu Oberarm, Schulter, Unterarm. Zwar fühlte ich mich durch das Embryologietestat gestärkt, aber ich wusste, dass mich ein Nachfragen während der Prüfung möglicherweise wieder dumm aussehen lassen würde. Noch dazu würden alle Mitstudenten mit mir am anatomischen Präparat, also der Leiche, stehen. Unglücklicherweise war ich als Erste dran. Ich hatte damit also keine Gelegenheit, zunächst die anderen zu beobachten, um durch Lippenabsehen und Kombinieren mit der Mimik zu verstehen, wie die Prüferin vorging. Der Schweiß stand mir abermals nicht nur auf der Stirn, er lief mir wie ein Fluss den Rücken hinunter. »So, dann wollen wir mal.« Sie tippte auf den Ellenbogen: »Was ist das hier?« – »*Olecranon*, darüber der *Musculus biceps brachii* und hier der *Musculus triceps* …« Sie hob mahnend die Hand: »Bitte nur meine Fragen beantworten.« Dann zeigte sie weiter oben in Richtung Achsel und fragte mich etwas, das ich allerdings nicht verstand. Es wäre so einfach gewesen, sie zu bitten, das Gesagte zu wiederholen. Aber ich konnte es nicht. Ich traute es mich nicht. Ich überlegte, ob sie die beiden großen Venen gemeint haben könnte, gab ein *Vena cephalica* und *Vena basilica* von mir. Sie rümpfte die Nase. »Was??? Nein! Natürlich nicht. Durchgefallen. Der Nächste bitte.« Es war ein Kommilitone, der später einer meiner engsten Freunde wurde, der mich anschließend zur Seite zog. »Kann es sein, dass du die Frage der Prüferin nicht gehört hast?« Er war einer der wenigen, die bereits von meinem Hörleiden wussten. »Die Professorin wollte die Äste des Nervengeflechts *Plexus brachialis* wissen und nicht die Venen. Veronika, sie wird uns noch öfter prüfen. Willst du ihr nicht sagen, dass du es einfach nicht gehört hast?« Ich erinnerte mich an meine ehemaligen Lehrer während der Schulzeit, die mir allesamt eintrichterten, dass niemand Zeit noch Lust haben wird, auf meine Höreinschränkung Rücksicht zu nehmen. Warum sollte es diese Professorin tun? Den entscheidenden Impuls, mich ihr anzuvertrauen, gab mir schließlich der Gedanke an mein Stipendium. Ich war nur zur Probe aufgenommen. Wenn ich nicht die besten Leistungen nachwies, würde man mich nicht in die Hauptförderung aufnehmen. Ergo: Ich musste diese Prüfungen bestehen. Nicht nur das. Ich musste sie mit »sehr gut« bestehen! Ich konnte doch nicht in dem Bericht an die Stiftung vermerken, dass ich schriftlich zwar super abschnitt, aber an mündlichen Prüfungen deshalb scheiterte, weil ich mich nicht traute, meinen Hörschaden zu erwähnen. Oder würden die

Prüfer denken, ich würde mir dadurch einen Vorteil verschaffen wollen? Ich musste mit dieser Professorin reden. Und ich machte es kurz und schmerzlos.

»Frau Professor. Erinnern sie sich? Sie haben mich gestern geprüft. Ich sagte Ihnen etwas über Venen und Arterien. Ich hatte Ihre Frage nicht gehört. Ich trage nämlich ...« Ich schluckte und sah auf den Boden. »Ich trage Hörgeräte«, sagte ich mit nun zitternder Stimme. »Von meinen Mitstudenten weiß ich, dass Sie nach dem *Plexus brachialis* fragten. Bitte entschuldigen Sie vielmals. Ich habe es einfach nicht gehört.« Beschämt zeigte ich ihr meine Ohren zum Beweis. »Und wie lauten die Äste ...?«, fragte sie steinern. Da nun alles ruhig um uns herum war und sie laut und deutlich sprach, konnte ich sie problemlos verstehen. Fehlerfrei ratterte ich alles herunter. Je länger ich sprach, desto mehr hellte sich ihr Gesicht auf und die Zornesfalte auf ihrer Stirn glättete sich. »Na schön. Und welche Bereiche werden von diesen Nerven innerviert?« Auch dies zu beantworten, stellte für mich keinerlei Problem dar. Sie ging zu ihrer Tasche und zog meine Prüfungskarte hervor.

»Ich vermerke jetzt ganz einfach hier, dass Sie bestanden haben. In Ordnung?« Ich hatte seit der Jugend damit aufgehört, an das Gute im Menschen zu glauben. Diese Professorin hatte mir gezeigt, dass es Ausnahmen gibt. Sie war ebenso die Prüferin weiterer Tests. Und sie achtete seither darauf, deutlich zu sprechen mit dem Gesicht in meine Richtung. Sie bevorteilte mich nicht. Aber sie behandelte mich fair. Mehr wollte ich sowieso nie.

Um meine Hörschwäche auszugleichen, erhöhte ich mein Lernpensum. Der Fleiß war meine Stärke. Die Physiologieklausur mit einer durchschnittlichen Durchfallquote von 80 Prozent bestand ich mit der drittbesten Punktzahl. Bei Biochemie schnitt ich sogar mit der besten Punktzahl ab. Mir fiel die Berufsberaterin des Arbeitsamtes wieder ein, die meine Sorgen wegen der Schwerhörigkeit kannte. Sie riet mir damals: »Sie müssen das studieren, was Sie können. Nicht das, was sie wollen. Wenn Sie gut in etwas sind, wird die Freude daran von alleine kommen.« Sie hatte recht. Ich hatte seit jeher Spaß am Lernen. Und meine guten Noten hatten meine Motivation diesbezüglich sogar noch gesteigert. Ich lernte ab da jede freie Minute. Ich merkte, dass sich die Schinderei lohnte. An Partys nahm ich bis zum Ende des zweiten Semesters sowieso nicht teil, einerseits weil mich niemand einlud, andererseits weil ich die Wochenenden mit meinen Büchern verbrachte. Am Ende des zweiten Semesters wurde ich mit der Aufnahme als Stipendiatin in die Hauptförderung belohnt.

Trotz der inzwischen eingekehrten Routine unterliefen mir Fehler. Nicht bei den Prüfungen, sondern vielmehr im Studienalltag. Ich wurde selbstbewusster und damit leider auch leichtsinniger. Wie beim Batteriewechsel meiner Hörgeräte. Im Schnitt hielten meine Batterien etwa fünf Tage. Um ganz sicherzugehen, wechselte ich sie stets vorsorglich bereits am Morgen des fünften Tages. Denn wenn die Batterien an Leistung nachließen, gab das Gerät eine Art Warnton von sich: »bipp bipp bipp«, und das gefühlt alle 20 Sekunden, bis es nach spätestens zehn Minuten komplett ausging. Und dies sollte mir nicht in einem Seminar passieren. Vor allen anderen die Batterien zu wechseln, nein, da hätte ich mich lieber nackt ausgezogen. Genau diesen Wechsel hatte ich tatsächlich einmal vergessen. Und so saß ich erst mit dem gefürchteten »bipp bipp bipp« im Hörsaal und schließlich in völliger Stille. Zu allem Unglück saß ich dazu weit vorn mit mehr als 100 Kommilitonen im Rücken. Durch die erhöhten Sitzreihen würden es allesamt sehen können, wenn ich anfing, an meinen Ohren herumzufummeln. Einfach aufstehen, um vor die Tür zu gehen? Zu spät. Die Vorlesung hatte begonnen. Ich saß mittendrin und hätte mindestens zehn Leute rechts oder links von mir von ihren Sitzen jagen müssen, um zur Tür zu gelangen. Das würde ohne eine Erklärung nicht funktionieren. Was, wenn jemand etwas zu mir sagte? Oder noch schlimmer, wenn es der Dozent wäre, der mich wegen der Störung ansprach? Also blieb ich sitzen. Die ganzen zwei Stunden. Ohne auch nur einen einzigen Ton zu hören. Überflüssig zu erwähnen, dass der Dozent leider mal wieder so gut wie gar nichts an die Tafel schrieb. Und so weit vorn wollte ich nicht einfach ein Buch auspacken und lesen. Also saß ich da, völlig taub, schwitzend, aus Angst, angesprochen zu werden. Ich vergaß von da an nie wieder, die Batterien rechtzeitig zu wechseln. Auch wenn dies ins Geld ging. Denn die Batterien bei Hörgeräten werden nur bis zum 18. Lebensjahr von der Krankenkasse übernommen. Egal, dann musste ich eben an anderer Stelle sparen. So etwas durfte mir nie wieder passieren.

Eine andere Taktik, die ich mir langsam aneignete, war, dass ich zwischen den Veranstaltungen mit dem Rad nach Hause fuhr, um die Geräte herauszunehmen und die Ohren zu lüften. Außerdem konnte ich mir auf diese Weise eine Pause genehmigen, ohne dass ich Angst haben musste, dass jemand mit mir ins Gespräch kommen wollte. Und ich konnte ein weiteres »Handicap« kaschieren: Essen in der Öffentlichkeit. Ich hatte es von Anfang an vermieden, in die Mensa zu gehen. Es ist fast unmöglich, dort einem Gespräch zu entkommen. Alle haben Pause, wollen sich mitteilen oder sich über ihre Vorlesungen austauschen. Doch Geschirr, Teller und Gläser verursachen mit Abstand die von der Tonlage her unangenehmsten Nebengeräusche. Außerdem war ein Sprecher mit Essen im Mund deutlich schlechter zu verstehen. Das machte mich zwar im Studium nicht beliebter, aber es verringerte die Chance, in eine unangenehme Situation zu geraten. Das war es mir wert.

Nach meinem Pflegepraktikum in der Neurologie 2003 und dem anschließenden Sommersemester stand im August und September mit dem

Physikum mein erstes Examen an. Die ärztliche Vorprüfung. Meine Mutter hatte mir wieder eingeimpft: Wer das Physikum besteht, der wird auch Arzt! Die letzte Klausur in Physiologie fand dazu nur sechs Wochen vor diesem Examen statt. Wer hier durchfiel, hatte keine Chance mehr, zum Physikum zugelassen zu werden. Schließlich mussten alle 16 Scheine der Vorklinik bis dahin beim Landesprüfungsamt Sachsen eingereicht sein, sonst erhielt man schlichtweg keine Prüfungszulassung. Dass der Sommer 2003 als der heißeste bis dahin gemessene »Jahrhundertsommer« in die Geschichte einging, bekam ich nicht mit. Ich saß vor meinem Schreibtisch. Im Schatten. Ich erinnere mich sehr genau, wie ich versuchte, mir die nächsten Wochen optimal aufzuteilen. Man musste sich einen Lernplan erstellen. Doch alle Lernpläne, die verfügbar waren, waren für die Dauer von drei Monaten vorgesehen. Ich dagegen hatte gerade einmal die Hälfte der Zeit zur Verfügung. Dafür verdoppelte sich die Menge an Koffein. Neben Unmengen von Kaffee stapelten sich die leeren Energydrinkdosen neben dem Mülleimer. In den letzten zwei Wochen vor der Prüfung ging ich nicht einmal mehr aus dem Haus. Es gab Tiefkühlkost aus meinem kleinen Handbackofen. Ich lernte und lernte. Kreuzte und kreuzte die alten Examensfragen rauf und runter. Dass mein Schreibtisch vor dem Fenster zur Straße stand, hatte ich immer gemocht, weil man so das Treiben der Menschen beobachten konnte. In diesem Sommer wurde es zur Qual. Gefühlt jeder war entweder mit Schwimmsachen oder einem Eis in der Hand unterwegs. Nur ich nicht. Der gesamte Stoff von vier Semestern und 16 Scheinen wurde geprüft, all das musste in mein Gehirn. Pausen? Unmöglich. Ich hatte am Ende des Tages wirklich Angst, mir den Kopf zu stoßen. Ich befürchtete, es würde sonst alles, was ich den Tag über hineingeprügelt hatte, durcheinandergeraten. Die schriftliche Prüfung selbst fand an zwei aufeinanderfolgenden Tagen statt, in einer großen Lagerhalle. Von den 400 Studenten in meinem Semester hatten nur 176 eine Zulassung zur Prüfung erhalten. Von diesen fiel, und das galt regelmäßig bundesweit, noch einmal jeder Vierte durch. Also würden nur etwa 130 in den sogenannten »klinischen Teil« des Studiums ab dem 5. Semester wechseln. Das Examen bestand aus 316 Fragen. Pro Tag also etwas weniger als 160 Stück. Dafür hatten wir jeweils vier Stunden Zeit. Pro Stunde mussten also etwa 40 Fragen beantwortet werden. Um mich besser konzentrieren zu können, und damit der Juckreiz im Ohr mich nicht ablenkte, nahm ich meine Geräte heraus. Wieso sollte ich mich quälen? Ansprechen würde mich während der Prüfung niemand. Ein Fehler, wie sich herausstellte. Denn Teil der Prüfung war, dass man seine Ergebnisse von allen 160 Fragen auf eine Art Karte übertrug. Da es zu jeder Frage vier Antwortmöglichkeiten gab, nummeriert von A bis D, musste man also 160 Buchstaben auf diese Karte übertragen. Das Heft mit den Fragen durfte man dann mit nach Hause nehmen. Die Ansage von der Klausuraufsicht, man solle demnächst bitte mit der Übertragung der Lösungsbuchstaben beginnen, hörte ich nicht. Ich hörte ebenso wenig, dass in Abständen die verbliebene Zeit durchgegeben wurde. »Noch 30 Minuten, noch 15 Minuten, noch 5 Minuten…« Als ich aus dem Augenwinkel bemerkte, dass die Aufsichtspersonen begannen, die Lösungskarten einzusammeln, bekam ich daher einen Höllenschreck. Ich schrieb so schnell wie noch nie in meinem Leben: A, C, D, B ... Als die Hand der Aufsichtsdame mir schließlich die Karte wegzog, hatte ich bei Frage 160 gerade noch ein D hinkritzeln können. Meine Hand zitterte. Ich war mit den Nerven am Ende. Was, wenn mir bei der Übertragung der Lösungen ein Fehler passiert war? Was, wenn ich eine Lösung übersehen und nicht eingetragen hatte? Nichts davon hatte ich kontrollieren können. Was für ein Riesenmist! Ich hätte meine Ohren nicht »ausschalten« dürfen. Ich konnte deshalb die ganze Nacht nicht schlafen. Dieser Fehler durfte sich morgen auf keinen Fall wiederholen. Also ertrug ich tapfer das Jucken im Ohr. Und immer wenn ich etwas hörte, schaute ich auf die Uhr. Wirklich verstehen konnte ich aufgrund der grottenschlechten Akustik natürlich nichts. Aber wenigstens hatte ich nun rechtzeitig mit der Übertragung der Lösungen begonnen. Dieses Mal kontrollierte ich es mehrmals. Dadurch, dass die Fragebogen von jedem mitgenommen werden durften, konnte man bereits am Nachmittag die Lösungen im Internet abrufen. Eine Gruppe von Studenten hatte die Lösungen ins Netz gestellt. Zu Hause angekommen, war dies natürlich das Erste, was ich tat. Angespannt saß ich vor dem Bildschirm, verglich jede der 160 Antworten mit denen auf meiner Karte. Die letzten 50, 40, 30 Fragen ... ich wurde beim Auswerten immer schneller. Noch 15 Fragen, A, C, D, D, A, B, B, A, B, D ... Ich zählte die richtigen Lösungen. Von 316 Fragen mussten mindestens 160 richtig sein, sonst brauchte man gar nicht mit dem Bestehen der Prüfung zu rechnen. Bereits nach zwei Drittel der Lösungen war mir klar, das musste gereicht haben. Ich ließ den Stift fallen und mich auf den Rücken: Es hatte gereicht! Ich hatte bestanden.

Theorie ist eine Sache, Praxis eine andere. Vor allem im Operationssaal. In den Wintersemesterferien 2004 stand meine erste von vier Famulaturen auf dem Plan. Natürlich wollte ich ins Ausland. Über das unter Medizinern sehr beliebte ERASMUS-Programm *(**Eu**__R__opean Community **A**ction **S**cheme for the **M**obility of **U**niversity **S**tudents)* hatte ich mich für Rom, Mailand und Sizilien beworben. Ich bekam einen Platz auf Sizilien für den Sommer, genauer gesagt Palermo. Leider war Englisch unter den Ärzten nicht sehr verbreitet. Der Vorteil von Italienisch war jedoch, dass gerade die Sizilianer ein ausgesprochenes Temperament zu haben schienen und leise zu sprechen für sie meist keine Option darstellte. Gut für mich also! Zwar reichte das eine Jahr Italienischlernen in der Schule nicht wirklich, um den Gesprächen in Gänze zu folgen, aber Italienisch und Latein sind sich in vielen Wörtern und im Aufbau ziemlich ähnlich und dazu verwendet die Medizin neben griechischen ja zahlreiche lateinische Begriffe. In der Klinik bekam ich also, in Kombination mit Akten- und Befundelesen, erstaunlich viel mit.

Jetzt im Winter ging es aber zunächst einmal in den Südwesten Deutschlands. Die HNO-Abteilung einer dortigen Uniklinik wies als Schwerpunkt Gehöroperationen aus. Vielleicht könnte ich in eigener Sache etwas Neues in Erfahrung bringen? Außerdem, so meine Vorstellung: Es waren HNO-Ärzte in einer Gehörklinik. Wer, wenn nicht diese Ärzte, würde sich mit meinem Problem auskennen? Wie sich herausstellte, war das Team der HNO-Klinik mit insgesamt 6 Oberärzten, 5 Fachärzten und fast 20 Assistenzärzten recht groß. Ich hatte zwar in meiner Bewerbung für diesen Praktikumsplatz meine durch Meningitis verursachte Schwerhörigkeit erwähnt, aber von meinem, ich nenne es mal Kommunikationshindernis hatten offenbar nicht alle Beschäftigen erfahren. Also beschloss ich, meinen Mund zu halten. Ich wollte weder anders behandelt noch gar bevorteilt werden aufgrund meiner Höreinschränkung. Und natürlich hatte ich ebenso Angst, erneut ausgegrenzt zu werden. In den ersten Tagen fiel mein akustisches Defizit zu meinem Erstaunen nicht weiter auf. Das größte Problem war, dass es keine Pausen gab, in denen ich die Geräte zum Ohrenlüften herausnehmen konnte. Da man sich als Famulant jedoch weitestgehend frei bewegen durfte, gewöhnte ich mir an, regelmäßig für 15 Minuten auf der Toilette zu verschwinden und derweil in meinem HNO-Buch »für die Kitteltasche« zu stöbern. Sehr praktische Erfindung. Nicht nur diese Bücher, sondern ebenso die Kitteltaschen. Diese waren bei allen Studenten vollgestopft. Daran erkannte man übrigens den Stand eines Arztes innerhalb der Klinikhierarchie: Je dünner die Kitteltasche, desto weniger Bücher, Notizen und Zubehör wurden benötigt. Desto höher war der Rang. Dass ich in dieser Rangordnung ganz weit unten stand, war also für alle sichtbar. Ganz im Gegensatz zu meiner Höreinschränkung, die ich akribisch mit meinen Haaren kaschierte. Dass ich meine Schwerhörigkeit zwar verstecken, aber nicht verleugnen konnte, musste ich abermals auf die harte Tour lernen – bei meiner dortigen ersten Operation. Ich sollte die Titanhaken während eines Eingriffs halten. Diese sterilen Haken sorgen dafür, dass die Wunde weit genug geöffnet bleibt, sodass der Chirurg eine optimale Sicht auf den Operationsbereich hat und sehen kann, was wo weggeschnitten oder genäht werden muss. Diese »Statistenrolle« ist ein Knochenjob, weil man stundenlang bewegungslos am OP-Tisch mit angespannten Armen verharren muss. Als Famulant sind solche OPs dennoch die absoluten Highlights. Man ist mittendrin im Geschehen und bekommt – im besten Fall – vom operierenden Arzt die Einzelheiten des Eingriffs erklärt. Das ist wie ein Lehrbuch, nur in 3-D. In der Umkleide zuvor hatte ich noch vom Mund ablesen können. Bei der OP an sich trugen natürlich alle einen Mundschutz. Lippenlesen? Mit Mundschutz unmöglich. Dazu dämpfte der Stoff die Lautstärke, auch die Mimik verschwand darunter. Die vielen Nebengeräusche durch Bohrer, Sauger und Anästhesiegerät gaben mir den Rest. Ich verstand rein gar nichts. Ich fühlte mich schlimmer als damals im Hörsaal, als meine Batterien versagten. Es war, als würde man einem Blinden die Ohren zustopfen. Und so kam es, wie es kommen musste. Nachdem ich das dritte Mal nachgefragt hatte, begann der Operateur wutentbrannt und ungeduldig zu schreien: »DU SOLLST DAAAAA DEN HAKEN HINHALTEN!« Schlimmer noch als diese unnötig übertriebene Lautstärke an sich empfand ich diesen abwertenden Tonfall, der für alle Anwesenden unmissverständlich signalisierte, dass man sein Gegenüber für absolut inkompetent hielt, – ja schlicht für dumm! Diesen Tonfall kannte ich nur zu gut, er hatte sich längst erbarmungslos in mein akustisches Gedächtnis eingebrannt. Was danach folgte, war ein Witz von einem der weiteren Anwesenden, gefolgt von einheitlichem Gelächter. Ich hatte es mir längst abgewöhnt zu zeigen, wenn ich mich verletzt fühlte. Die anderen sollten nicht merken, was sie mit ihren Kommentaren anrichteten. Das würde mich nur als noch schwächer erscheinen lassen. So blieb ich mit Tränen in den Augen schweigend stehen und hielt wie festgefroren meine Hände mit den Haken in den Situs des Patienten. Sollten sie doch weiter schreien. Meine Famulatur würde noch über zwei Wochen andauern, ich brauchte diese Bescheinigung, da konnte ich doch nicht weglaufen wie ein angeschossenes Reh.

In meiner Kindheit sind wir mit unseren Eltern jedes Jahr an die Nordsee gefahren. Anfangs nach St. Peter-Ording, dann ging's in den Ferien nach Sylt. Diese Urlaube waren für mich seit meiner Hirnhautentzündung zu wahren Schätzen geworden, zu einer Flucht raus aus diesem für mich sonst so quälenden Alltag. Zwei Wochen im Jahr, in denen ich keinerlei Verletzungen ausgesetzt war. Zumal damals sowieso meine Mutter die Kommunikation für mich übernommen hatte. Eine frische Brise, Möwengeschrei und ein Fischbrötchen in der Hand – so sah für mich über einen langen Zeitraum die mit Abstand schönste Zeit des Jahres aus. Auch nach meinem bestandenen Physikum wünschte ich mir darum nichts mehr, als mit meiner Mutter ein paar Tage an der Nordsee zu verbringen. Die Tage auf Sylt waren Balsam für meine Seele: Ausschlafen. Kraft tanken. Ich sein dürfen. Ich habe rückblickend großen Respekt vor meiner Mutter, die sich niemals davor scheute, vor allem in der Öffentlichkeit sehr laut und deutlich mit mir zu sprechen. Ihr war es egal, ob wir andere Gäste damit störten oder ob uns jemand zuhörte. Ihr ging es ausschließlich um mich, darum, dass es mir gut ging. Je länger die Strapazen des Studiums anhielten, desto mehr sehnte ich mich nach solch einem Wohlfühlort wie Sylt. Hamburg mit seinem Hafen und der Nähe zum Meer kam diesem Ort am nächsten. Ich hatte schon länger mit dem Gedanken gespielt, durch einen Studienplatzwechsel an eine andere Universität mehr in meinen geliebten Norden zu rücken. Jetzt, nach dieser Famulatur, war für mich die Zeit gekommen. Während des Medizinstudiums ist ein solcher Wechsel grundsätzlich kein Problem, da der Studiengang bundesweit recht einheitlich aufgebaut ist. Es mussten mit dem Physikum auch alle die gleiche Prüfung ablegen, daher wurde ein Studienplatzwechsel unmittelbar nach dem Physikum häufig praktiziert. Es gab regelrechte Tauschbörsen für Studienplätze. Ich erhielt ein direktes Angebot von einem Studenten aus Bonn. Aber ich wollte an die Elbe. Vielleicht fand sich in einer Großstadt wie Hamburg ja auch mein männliches Gegenstück. Irgendwann wollte ich Familie und Kinder. Mindestens vier Kinder sollten es sein. Also brauchte ich den passenden Deckel auf meinen Topf. Hier in Sachsen war mir mein Pendant nicht einmal annähernd begegnet. Nach Hamburg zu kommen, stellte sich allerdings als ausgesprochen schwierig dar. Einen Direkttausch, also so etwas wie das Angebot aus Bonn, gab es nicht. Schließlich klappte es doch, mittels eines Ringtausches. Und zwar eines Vierer-Ringtausches. Man muss sich das Ganze wie vier Studenten in einem Kreis vorstellen. Jeder rückt im Uhrzeigersinn einen Platz, also eine Stadt, weiter. Wir waren jeweils ein Student von Hamburg nach Tübingen, von Tübingen nach Dresden und von Dresden nach Leipzig. Auf diese Weise war der Platz für mich in Hamburg frei und mein Leipziger Studienplatz durch einen Dresdner besetzt. Wir trafen uns am Anfang der Sommersemesterferien 2004 mittig in einem Restaurant in Darmstadt und unterschrieben gegenseitig eine Art Vereinbarung, dass wir von diesem Tauschring nicht mehr zurücktreten würden. Zusätzlich hatten wir von unseren jetzigen Universitäten Bescheinigungen erhalten, die von allen am Ringtausch beteiligten Studenten zu unterzeichnen waren. Damit war der Ringtausch besiegelt und mein Studienplatz in Hamburg amtlich. Die nächste Herausforderung war, eine Wohnung in der Nähe der Uni zu finden. Eine WG war weiterhin tabu. Es sollte dazu fußläufig sein oder mindestens per Rad zu erreichen. Mit Bus und Bahn fahren kam für mich wegen der möglichen Gespräche nicht infrage. Außerdem brauchte ich die Bewegung.

Um mir auch in Hamburg zusätzlich zu meinem Stipendium weiterhin etwas Geld dazuzuverdienen, gab ich Fitnesskurse beim »Sportspaß Hamburg«, die sich in jedem Stadtteil in Schul- und Turnhallen einmieten und so ein Angebot von mehr als 400 Kursen pro Woche anbieten. Durch Fortbildungen und dank meiner zwischenzeitlichen Routine erfuhr mein Kursniveau eine deutliche Steigerung im Vergleich zu Leipzig. Nach und nach bekam ich feste Kurse, drei Doppelstunden pro Woche – und dazu immer weitere »Stammgäste«. Ich gab teils Kurse mit über 80 Teilnehmern. In anderen Studios wurde ich zuvor kritisiert, dass ich bei meinem Standardsong »One More Time« zwar im Takt war, bei anderen Songs jedoch nicht. Hier war ich dankbar, dass die Klientel nicht nur sportlich war, sondern auch so wunderbar unkompliziert. Und da ich als Trainerin den Ablauf vorgab, kam es obendrein nur selten zu Missverständnissen. Ich fuhr bereits in Sportkleidung zum Kursraum. So vermied ich Gespräche in der Umkleide. Auch im Kurs selbst erschien ich erst genau zu Beginn der Stunde. Die großen leeren Hallen haben eine wirklich miserable Akustik, dazu der Lärm der Teilnehmer. Ich hätte hier nicht einmal Small Talk führen können. Schließlich drehte ich die Musik so schnell wie möglich laut auf, sodass sich sowieso keiner mehr unterhalten, geschweige denn mich hätte etwas fragen können. Nach Kursende war ich so schnell wie möglich weg. Geduscht habe ich natürlich zu Hause. Mit dieser Taktik lief es erstaunlich gut. Worüber ich froh war. Denn ich brauchte das Geld. Nicht nur Wohnen war in Hamburg teuer. Ich musste mir zusätzlich alle drei Monate neue klinische Bücher kaufen. Das waren einige. Sie gebraucht zu ergattern oder gar Bücher zu verkaufen? Nein, das war keine Option, nicht für meine stummen und treuen Ratgeber.

Aber zurück zum Studium. In Hamburg gab es keine Semester mehr, sondern Trimester. Die Wintersemesterferien fielen damit weg. Die meisten gönnten sich daher ein Freitrimester, aber das kam für mich als Stipendiatin nicht infrage. Wenn ich also gerade keine Kurse gab, saß ich am Schreibtisch und büffelte. Das zweite Staatsexamen war bereits in Sichtweite und hieß nicht grundlos »Hammer-Examen«. Schließlich wurde der gesamte Stoff des Medizinstudiums geprüft. Schriftlich und mündlich. Doch noch stand mir das erste Trimester bevor mit Kinderheilkunde, Gynäkologie und Reproduktionsmedizin. Danach folgte der »Kopfblock« mit Neurologie, HNO, Augenheilkunde. Das dritte Trimester widmete sich ganz der Inneren Medizin. Und natürlich wollte ich promovieren. Ich wollte eine »richtige« Ärztin werden, wollte mein »Dr. med.« auf dem Namensschild. Noch dazu sollte all dies innerhalb von zwei Jahren passieren. Je schneller, desto besser. Über die Schaukästen der Klinik stieß ich auf eine Doktorandenstelle in der Gynäkologie. Es ging um medizinische Psychologie, genauer gesagt um das Management von Krankheiten, kurz DMP für Disease-Management-Programm. Im Fokus standen Frauen mit Brustkrebs. Verglichen wurden Patientinnen, die eine digitale Akte besaßen, mit denen einer »konventionellen« Behandlung, also ohne DMP und digitale Akte. Zu diesem Zweck mussten Fragebogen verschickt, mehrere Hundert an unterschiedliche Kliniken, danach ausgewertet und analysiert werden. Ziel dieses Projekts war, die Patientinnen zu entlasten und gleichzeitig die Therapie zu verbessern. Dazu muss man wissen, dass diese schwere Erkrankung logischerweise zu einer Vielzahl von Diagnostiken führt. Neben Untersuchungen bei Hausärzten, Gynäkologen oder Onkologen gibt es noch Termine bei Radiologen, Strahlentherapeuten und gegebenenfalls Psychologen. Oder, nach Abschluss der Akuttherapie, auch bei Ärzten für rehabilitative Medizin. Alle mussten Zugriff auf die Befunde der Patientinnen haben. Bislang lag diese Verantwortung bei den Patientinnen selbst, obwohl diese mit ihrer lebensbedrohenden Diagnose, und dann auch noch unter Chemo- und Strahlentherapie, schon genug zu kämpfen hatten. Eine digitale Akte im Rahmen des DMP wäre ein Segen – für Patientinnen und Ärzte gleichermaßen. Mein Job war es, mir den richtigen Blick »von außen« auf den gesamten Krankheitsprozess zu verschaffen. Es ging dabei nicht nur um eine rein medizinische Versorgung, sondern um Organisation und Management. Ich war Feuer und Flamme. Und hatte zu Beginn meines Studiums in Hamburg dementsprechend viel zu tun. Trotzdem litt ich gelegentlich unter der Einsamkeit. Ich erwähne dies nicht, um Mitleid zu bekommen. Aber ich verstand es nicht, wieso jemand, der bereits mit einer Krankheit wie meiner schon gestraft genug war, sich dazu wie eine Ausgestoßene fühlen musste. Die Samstagabende waren die schlimmsten. Gelegentlich bestellte ich mir Sushi oder vietnamesisches Essen in meine kleine Wohnung. Aber ich hätte mir gewünscht, nicht jedes Wochenende alleine am Tisch sitzen zu müssen. Im nasskalten Hamburger Winter kam mir die Dunkelheit der Jahreszeit noch viel schwärzer vor. Und wenn ich die Bücher zur Seite legte und begriff, wie lange ich bereits keine echten Freunde mehr hatte, geschweige denn einen festen Freund, wurde ich mehr als einmal melancholisch. Immerhin: Je länger das Studium andauerte, desto besser bekam ich dieses Gefühl der Leere unter Kontrolle. Und letztendlich blieben mir noch die Wochenenden, an denen ich nach Hause zu meiner Familie fuhr. Das waren sowieso die schönsten.

Die letzten Sommersemesterferien vor meinem Praktischen Jahr nutzte ich, um meine Doktorarbeit fertigzustellen. Neben der Zusammenfassung des bestehenden Standes musste ich meine eigenen Untersuchungen darstellen, analysieren und schließlich in den Kontext der aktuellen Forschung einordnen. Im Grunde war dies eine reine Fleißarbeit – recherchieren, Datenbanken durchforsten und vor allem eines: Schreiben! Ich musste Berechnungen durchführen, bei denen ich zum Glück auf die Hilfe meiner Doktormutter hoffen durfte. Ich saß im Keller des Institutes für Medizinische Psychologie, sie in ihrem Büro zwei Stockwerke über mir. Wie oft ich diese vier Treppen am Tag hoch- und runterlief, um sie zu befragen, kann ich nicht sagen. Wenn ich abends erschöpft ins Bett sank, war ich nicht nur vom Kopf her müde, auch meine Beine schrien nach Feierabend. Doch die Mühe lohnte sich. Am Wochenende vor Beginn meines Praktischen Jahres, kurz PJ, im Tertial Innere Medizin hielt ich meine von meiner Doktormutter bereits korrigierte Dissertation in den Händen. Jetzt musste meine Arbeit noch von anderen Professorinnen und Professoren geprüft werden. Fällt dieses Urteil positiv aus, darf man zur mündlichen Doktorprüfung antreten. Das kann einige Monate dauern. Die Quote derer, die ihre erstmals begonnene Doktorarbeit abbrechen, liegt bei rund 90 Prozent. Es war Sommer 2006. Ich war 24 Jahre alt. Und ich gehörte zu den zehn Prozent, die durchgehalten hatten. Ich lächelte. Die nächste Hürde war genommen.

Das erste Tertial meines Praktischen Jahrs begann auf der Endokrinologiestation des Universitätsklinikums Hamburg-Eppendorf, kurz UKE. Danach wechselte ich für acht Wochen in die Kardiologie, um somit gleich zwei Spezialisierungen der Inneren Medizin kennenzulernen. Dass mich das Dekanat nun ausgerechnet für Kardiologie einteilte, konnte ich nicht beeinflussen. Schließlich war die Behandlung von Herzpatienten ohne Stethoskop nicht denkbar. Aber ich versuchte nicht, dies zu ändern oder zu beeinflussen. Irgendwie würde ich schon durchkommen. Auch hatte ich mittlerweile im Umgang mit dem Stethoskop einiges an Erfahrung, wenn auch nicht nur Gutes.

Meine erste Auskultation bei einem echten Patienten hatte ich bereits am Ende des fünften Semesters. Wir waren im Vorfeld informiert worden, dass wir uns für den klinischen Unterricht ein Stethoskop anschaffen sollten. Es gab zwar damals schon Stethoskope mit einem Verstärker speziell für Hörgeschädigte, allerdings lag der Preis bei 1000 Euro aufwärts. Unbezahlbar für eine arme Studentin wie mich. Ein klassisches gebrauchtes Stethoskop gab es dagegen ab 40 Euro. Das war eine überschaubare Investition. Das Problem dabei aber war, dass ich dafür zuerst die Im-Ohr-Geräte herausnehmen musste, damit die Ohroliven des Hörrohrs direkt im Gehörgang platziert werden konnten. Damit saß ich in der Klemme. Ich konnte schließlich unmöglich vor dem Krankenbett anfangen, meine Geräte aus dem Ohr zu pulen. Was würde der Patient denken? Eine Ärztin mit Höreinschränkung wirkt nicht gerade vertrauenerweckend, so dachte ich zumindest. Ich war für diesen Unterricht mit zwei Kommilitonen eingeteilt. Um mir die Peinlichkeit vor dem Patienten zu ersparen, blieb mir nichts anderes übrig, als meine Mitstudenten einzuweihen. Ich erklärte ihnen, dass ich die Hörgeräte bereits vor dem Krankenzimmer herausnehmen würde, aber damit taub – und auf die Ohren der beiden Jungs angewiesen war. Ich werde ihre überraschten und beschämenden Blicke nie vergessen. Obwohl wir uns seit drei Jahren kannten, hatte ich das Gefühl, plötzlich nackt vor ihnen zu stehen, und anstatt mir ein Handtuch zu reichen, hatten sie nur mit rot angelaufener Miene weggeschaut. Mir schwante, dass ich hier gerade die falsche Taktik gewählt hatte. Aber für eine Kursänderung blieb mir keine Zeit, weil der Dozent im weißen Kittel schon um die Ecke flitzte. Also fingerte ich blitzschnell die pfeifenden Geräte aus meinen verschwitzten und juckenden Ohren und hängte mir das Stethoskop um den Hals. Dann traten wir ein. Entgegen meiner Hoffnung, dass wir möglichst gleich mit der Untersuchung beginnen würden, nahm sich der Arzt über eine Stunde Zeit für uns. Ich saß nur da und schaute möglichst interessiert, obwohl ich kein Wort verstehen konnte. Das Ziel war, hier mit einer Unterschrift rauszugehen. Anders als in den Vorlesungen bestand bei diesem Kurs nur Anwesenheitspflicht. Mein Kommilitone begann schließlich als Erster.

Ich beobachtete ihn genau. Was tat er? Was tat der Dozent? Ich sah dem Patienten auf den Mund und versuchte, den Patientennamen, der meist am Ende des Bettes vermerkt war, irgendwie unbemerkt zu erhaschen. Nachdem beide Jungs ihr Stethoskop auf die Brust des älteren Mannes gesetzt hatten, war ich an der Reihe. Ich stopfte mir das Stethoskop in den schmerzenden Gehörgang, begrüßte den Patienten und setzte die Membran an genau den vorgeschriebenen Stellen des Brustkorbs auf, so wie die beiden anderen es zuvor getan hatten. Ich nickte dem Dozenten konzentriert zu und versuchte anhand seines Verhaltens abzulesen, was genau er von mir erwartete. Vermutlich wollte er einfach nur wissen, was ich hörte. Was sollte er sonst fragen? Ich sagte also etwas möglichst Passendes: »Ja, hmm ... ich höre es. Hier ist die Aortenklappe, hier das Vorhofgeräusch.« Wie üblich war ich vorbereitet und hatte zuvor gelesen, welches Geräusch wo auszukultieren war und wie man das Stethoskop wo genau ansetzte. Auch die Geräusche der zugehörigen anatomischen Struktur waren in den Büchern beschrieben. Es gab sogar Audiodateien zu kaufen, die normwertige und pathologische Herzbefunde enthielten. Dann musste man nur noch die passenden Fachbegriffe dazu auswendig lernen. Wir waren auf einer endokrinologischen Station und es war unser erster Kurs. Der Patient sah gesund aus, also vermutete ich, dass hier nur normwertige Herzgeräusche auskultiert werden konnten. Genauso war es. Der Arzt nickte zufrieden. So viel sei verraten: Bei meiner nächsten Untersuchung hatte ich weniger Glück. Ich wusste, dass ich dringend eine adäquate Lösung brauchte. Auch wenn sie mir finanziell ziemlich wehtun würde. Und so bestellte ich mir ein Stethoskop mit einer Art digitaler Membran. Man konnte damit nicht nur die Lautstärke regeln, sondern ganze Auskultationsbefunde aufzeichnen. Primär bot die Firma dieses Modell für hoch spezialisierte Kardiologen an, die besondere Herzerkrankungen diagnostizieren und für Vorträge oder Vorlesungen bestimmte Befunde aufzeichnen und damit abspielen konnten. Das Stethoskop kostete 800 Euro. Da auch das eine Menge Geld für mich war, hatte ich es für vier Wochen zur Probe bestellt. Zusätzlich ließ ich mir von meinem Hörakustiker neue Otoplastiken erstellen. Diese hatten eine Öffnung in der Mitte, sodass ich beim Stethoskop bloß die Ohroliven abschrauben müsste, um die Metallhaken direkt in die Otoplastik von meinen Geräten zu stecken. Mit ein bisschen Übung würde das Abhören eines Patienten so aussehen wie bei jedem anderen Arzt. Wäre es damit tatsächlich möglich, den Herzschlag zu hören? Würde er wirklich so sein wie in den Büchern beschrieben? Würde ich ein Strömungsgeräusch hören können wie auf der Übungs-CD meines Kardiologiebuches? Weil das Stethoskop mit Verspätung kam, musste ich es direkt im »Ernstfall« testen, bei einem Übungskurs Innere Medizin. Unser Patient litt unter einem Lungenödem. Wir würden demnach feinblasige Rasselgeräusche hören, wenn wir das Stethoskop hier, da und dort aufsetzten. Ich beschloss, nicht wieder als Letzte dran sein zu wollen, sondern die ganze Aktion möglichst rasch hinter mich zu bringen. Obwohl ich so viel und so oft geübt hatte, war ich wahnsinnig aufgeregt. Mit trockenem Mund und mal wieder bohrenden Kopfschmerzen fingerte ich die silbernen Enden meines Hörrohrs in die Gehörgänge. Ich drückte meine Geräte fest ins Ohr und bohrte die Otoplastik tiefer in meine Ohrmuschel. Hoch konzentriert sah ich in das Gesicht des Oberarztes und drückte die Knöpfe der digitalen Membran. Außer Knistern war nichts zu hören. Ich drehte auf volle Lautstärke. Es knackte. Es knirschte. Das war aber selbst bei aller Fantasie kein Rasseln. Natürlich sagte ich nichts. Sondern setzte ein ums andere Mal das Stethoskop an den typischen Stellen auf. Der Dozent nickte zufrieden. Trotz des offenbar »fehlerfreien« Auftritts war ich enttäuscht. Wieder nichts gehört. Verdammt! Mit einem frustrierten Seufzer zog ich meine Otoplastiken in einem Ruck aus dem Ohr. Zu fest, zu unbedacht. Denn ich zog damit nicht nur das Stethoskop und die Otoplastik heraus. Mein rechtes Im-Ohr-Gerät hatte sich in der Muschel verfangen und landete prompt pfeifend mittig auf dem Patientenbett. Ich wurde rot, schloss vor Scham die Augen. O Mann. Der Oberarzt blickte mich kritisch an und war erst mal sprachlos. Dann kam er um das Patientenbett herum, reichte mir dieses verräterische pfeifende Plastikstück. »Ist das dein Hörgerät?«, fragte er skeptisch. Ungläubig starrte ich ihn an. Mehr als nicken konnte ich nicht. »Dann setze es bitte wieder ein«, sagte er nur und an die Gruppe gewandt: »Wer ist als Nächstes dran?« Als wir anschließend die Unterschrift fürs Studium erhielten, war ich mehr als erleichtert. »Vielen Dank!« Mehr traute ich mich nicht zu sagen. Ich nahm an, dass er mich verstand.

Ich hatte das Hightechstethoskop direkt am nächsten Tag zurückgeschickt und stand mit meinem alten 40-Euro-Teil eben auf jener Kardiologiestation meines ersten Tertials. Ich war die einzige PJlerin und hatte dementsprechend viel zu tun. Wie es in der Kardiologie üblich ist, musste bei jedem Patienten täglich Blut abgenommen werden. Leider haben kardiologische Patienten meist schlechte Gefäße, sodass ich eigentlich jeden Vormittag ausschließlich mit Piksen beschäftigt war. Der Vorteil: Zum Befüllen der zwei bis fünf Röhrchen mit Blut braucht es kein gutes Gehör. Mein Stethoskop um den Hals brachte mich daher nicht ins Schwitzen. Dafür etwas anderes beziehungsweise jemand anderes. Wie in jeder Uniklinik üblich, wurde natürlich auch in der Kardiologie unterrichtet. Es gab Famulanten und Studenten. Und so kam es, dass an einem Mittwoch Anfang November eine kleine Dreiergruppe Mediziner zum Unterricht am Krankenbett (UaK) eingeteilt war. Einer der Studenten fiel mir sofort auf. Er war recht groß und seine blauen Augen strahlten mit der weißen Farbe seines Kittels um die Wette. Der Unterricht durch den Oberarzt der Station war bereits beendet, als dieser attraktive Student plötzlich in der Tür des Pflegezimmers auftauchte. Ich war gerade dabei, für meine nächste Piksrunde die Becher und Röhrchen zu sortieren. »Bist du die PJlerin?«, fragte er. »Stationsvampir trifft es besser«, gab ich lächelnd zur Antwort. Er lächelte ebenso. »Hhm. Dann bist du bestimmt gut darin, Braunülen zu legen«, unterbrach er diesen Moment und bat mich: »Würdest du es mir zeigen?« Ich nickte, nahm eines der rosa Plastikröhrchen und packte die Venenverweilkanülen vorsichtig aus. Dann nahm ich seine Hand und simulierte, wie ich eine solche Braunüle legen würde. In diesem Moment war etwas passiert, dass man – so kitschig es klingen mag – wohl nur als Liebe auf den ersten Blick bezeichnen kann. Es war pure Magie, anders kann ich es nicht beschreiben. Es gab plötzlich nur noch ihn und mich, sein Lächeln und diese elektrisierende Berührung unserer Hände. Obwohl ich diesen Mann noch nie zuvor gesehen hatte, spürte ich, nein, ich wusste es, dass ich diese Hände nie wieder loslassen würde. Wie intensiv und besonders dieser flüchtige Moment war, ahnten wir beide. Nicht jedoch, dass ich diesen jungen Mann fünf Jahre später heiraten und ihm zwei Kinder schenken würde. Ja, so lernte ich meinen Ehemann kennen. Statt Amors Pfeil war es bei uns eine Venennadel.

Nach diesem unglaublichen Hochgefühl folgte sogleich ein emotionaler Totalabsturz. Nicht wegen des ersten Mannes, mit dem ich eine richtige Beziehung aufzubauen begann, sondern es begann das zweite Tertial meines Praktischen Jahres. Es ging in die Schweiz. Die Schweiz war für angehende Ärzte wie mich ein begehrtes Ziel, weil sie selbst den Unterassistenten, wie wir dort genannt wurden, ein ordentliches Gehalt zahlte. Obendrein gehört das Schweizer Gesundheitssystem mit zu den führenden weltweit. Mir fehlte dieses Land eindeutig in meinem Repertoire. Ich hatte mich in der Luzerner Allgemeinchirurgie beworben und einen der begehrten zehn Plätze ergattert. Ich hatte mich so sehr auf mein Ziel fokussiert, berufliche Erfahrung in der Schweiz zu sammeln, dass ich eventuelle Nachteile ausblendete. Und Nachteile gab es zuhauf.

Nicht nur menschlicher Art, aber darauf will ich gar nicht so sehr eingehen, sondern eher sprachlicher Natur. Denn Schwyzerdütsch wurde auch im OP gesprochen. Schweizerdeutsch ist unglücklicherweise eine Sprache, die sich zu großen Teilen aus S-, Sch- und Zischlauten zusammensetzt. Also genau jenen unliebsamen hohen Frequenzen, die ich am schlechtesten hörte. Kam dann noch der Mundschutz dazu, der die Aussprache akustisch dämpfte und mir, wie schon erwähnt, die Sicht auf das Mundbild versperrte, kann sich jeder ausrechnen, was das hieß. Dazu wurde ein Nachfragen als schamlose Beleidigung empfunden. Mehr als einmal bekam ich zu hören, dass ich gefälligst Schweizerdeutsch lernen solle, wenn ich hierherkäme. Dazu kam dieser so verhasste Ich-halte-dich-für-völlig-inkompetent-Tonfall, der meine Zeit in der Schweiz zu einer Tortur machte. Ich stand gefühlt acht Wochen lang mit dem Gefühl, als ob meine Kehle zugeschnürt wäre, im OP-Saal. Es war eine Operation gegen Ende meines Tertials, die mir psychisch und letztlich auch physisch den Rest gegeben hatte. Wir hatten ein Kind operiert. Bei Kindern wird der Saal besonders aufgeheizt, um ein Auskühlen zu vermeiden. Der Schweiß lief mir noch mehr als sonst den Rücken hinunter und leider auch in die Ohren. Pausen oder Schichtwechsel sind im OP nur für die Pflege vorgesehen. Kein Chirurg, der einmal einen Eingriff begonnen hat, lässt diesen freiwillig von jemand anderem zu Ende führen. Es sei denn, er oder sie kippt um. Dies allerdings käme einer indiskutablen Schwäche gleich. Meine Fußsohlen waren daher wie angeklebt. Brav hielt ich den Sauger in der Hand und starrte in die OP-Wunde. Minute für Minute. Stunde für Stunde. Wieso ich unter dem Druck und dem beißenden, geradezu schmerzhaften Juckreiz im Ohr nicht kollabierte, weiß ich nicht. Vielleicht wünschte ich mir das sogar insgeheim. Dann wäre es vorbei gewesen. Ich blieb jedoch felsenfest stehen. Als ich schließlich sechs Stunden später die glitschigen und schmierigen Geräte aus dem Gehörgang zog, ploppte es gewaltig. Die

Fingernägel hatte ich mir längst kurz geschnitten, um damit vernünftig im Gehörgang kratzen zu können. Ohnehin brachen sie unter dem häufigen Gebrauch des Desinfektionsmittels inzwischen regelmäßig ab. Mit Fingernägeln und dem Kugelschreiber aus meiner Kitteltasche war ich auf der Suche nach Erleichterung. Ich kratzte wie im Wahn, bis es nach einem Wohlgefühl leider anfing zu bluten. So ein Mist. Sofort stopfte ich ein zurechtgezwirbeltes Taschentuch in den Gehörgang. Meine Ohren pochten, juckten und schmerzten. Ich ließ mir den bekannten Salbenstreifen in der HNO-Notaufnahme ins Ohr drücken, schluckte die ziemlich heftige Menge von 1200 Milligramm Ibuprofen und legte mich ins Bett. Damit nicht genug. Der Mix aus Stress und geschwächtem Immunsystem bescherte mir dazu einen schmerzhaften Herpes Zoster am Rücken. Dabei handelt es sich quasi um den erneuten punktuellen Ausbruch der Windpocken, verursacht durch das Varizella-Zoster-Virus. Diese Viren bleiben nach Abklingen der Krankheit lebenslang latent im Körper. Genauer gesagt in den Nervenwurzeln, unter anderem eben auch in denen des Rückenmarks. Kommt es dennoch erneut zu einem Ausbruch, ist das eine schmerzhafte Sache. Ich bekam wieder einmal das Virostatikum Aciclovir, hatte 40,5 Grad Fieber – und, ganz ehrlich, schreckliches Heimweh.

Ich brachte meine Zeit in der Schweiz irgendwie zu Ende und saß im April 2007 überglücklich in meinem Auto Richtung Deutschland. Schon Tage vorher hatte ich alles zusammengepackt. Ich konnte es kaum abwarten, von hier fortzukommen. Als ich über die Grenze bei Basel nach Deutschland fuhr, das weiß ich wie heute, hatte mich ein regelrechtes Hochgefühl erfasst. Nach ausschließlich 120-km/h-Tempolimit bei den Eidgenossen durfte man sofort nach Grenzübertritt aufs Gas drücken. Vollgas! Also hielt ich drauf und mit der Beschleunigung, die mich in den Sitz presste, fuhr mir eine unglaubliche Erleichterung in die

Glieder. Es war vorbei. Ich hatte nicht kapituliert. Die PJ-Bescheinigung lag in meiner Handtasche rechts neben mir. Mit jedem Kilometer, dem ich mich meiner Lieblingsstadt Hamburg näherte, wurde meine Laune besser. Ich genoss diese siebenstündige Autofahrt in jeder einzelnen Sekunde. Wenn ich mich oft selbst frage, woher ich eigentlich die Kraft nehme, solch elendige Phasen zu überstehen, glaube ich, dass dies ganz viel mit solchen Momenten zu tun hat. Es ist Belohnung und Glück zugleich. Viele Menschen suchen das Glück vergeblich ein Leben lang. Andere finden es in der Liebe und in zwischenmenschlichen Beziehungen. Es gibt viele Philosophen und Ethiker, die sich mit der Frage nach Glück beschäftigen. Woher es kommt, was man tun muss, um glücklich zu sein oder zu werden. Dass es unverhofft kommt oder nicht erkämpft werden kann. Mich beschäftigte in solchen Momenten wie während dieser Autofahrt vielmehr die Frage, warum mich gerade diese so glücklich machte. Es war also nicht das Wo entscheidend, sondern vielmehr das Warum. In meinem Falle war es wirklich immer so, dass je schwerer ein Hindernis war und je unmöglicher es zu erreichen schien, mein anschließendes Glücksgefühl umso größer war, wenn ich mein Ziel trotz allem erreicht hatte. Wie eben jetzt im Auto. »Glück ist eben da, wo man es findet«, wie es meine Mutter immer zu sagen pflegte.

Zurück in Hamburg, absolvierte ich mein letztes Tertial auf der HNO-Station des UKE. Ich hatte bisher trotz Höreinschränkung, fertiger Doktorarbeit, Auslandsaufenthalten und zwei Operationen an meinem linken Ohr – dazu gleich mehr – keinerlei Zeit während des Studiums verloren. Ich hatte noch gut die Erinnerung an mein Physikum präsent und wie unfassbar anstrengend es gewesen war, mit nur sechs Wochen Lernzeit ein Staatsexamen nahtlos an das Semester anzuknüpfen. Ich befand mich noch immer in der absoluten Mindeststudienzeit von zwölf Semestern. Darum beschloss ich, mir für das zweite Staatsexamen, das

»Hammer-Examen«, ein Lernsemester zu gönnen. Es gab aber noch einen weiteren Grund, der wichtigste: mein Freund. Ich fand, dass wir nach all den Strapazen etwas gemeinsame Zeit zusammen verdient hatten. Hätte ich noch im Sommer 2007 das Staatsexamen ablegen müssen, hätte ich ohne Pause sofort nach Ende des Tertials wieder Tag und Nacht lernen müssen. Wieder nur sechs Wochen Zeit. Für den gesamten Stoff von sechs Jahren Studium. Zur Wahrheit gehört aber auch, dass ich dazu körperlich und seelisch nach all dem Stress und meiner immer noch unklaren Hörsituation schlicht nicht in der Lage war. Es wurde mein bisher schönster Sommer in Hamburg. Mein Freund und ich zogen zusammen. Wir spürten beide, dass wir beim anderen »angekommen« waren. Im Spätherbst 2007 begann ich schließlich in gewohnter Härte und Disziplin für das Examen im Frühjahr 2008 zu lernen. Das schriftliche Examen bestand ich mit Bravour. Die mündliche Prüfung gestaltete sich wie gewohnt etwas schwieriger. Aber um es kurz zu machen: Es genügte für einen fairen und guten Abschluss. Mit meinem Examenszeugnis beantragte ich bei der Ärztekammer die ärztliche Approbation.

Die Einladung zur mündlichen Doktorprüfung erhielt ich kurz vor diesem Examen, wobei Prüfung in diesem Fall das falsche Wort ist. Es war vielmehr ein nettes, kollegiales Gespräch zwischen meiner Doktormutter, einem fachverwandten sowie einem fachfernen Professor und eben mir. Bei diesem Gespräch ging es primär darum, herauszufinden, ob ich den Inhalt meiner Doktorarbeit kenne und beherrsche und eben keine fremde Hilfe hatte. Wer bei seiner Dissertation nicht schummelt, hat nichts zu befürchten. Ich habe dieses Gespräch als sehr nett in Erinnerung. Und dann war's das. Am 28. April 2008 verließ ich das Institut für Medizinische Psychologie in Hamburg mit bestandener Doktorprüfung und als frisch approbierte Ärztin. Mit gerade mal 26 Jahren. Und auf beiden Ohren fast taub. Nimm das, Schicksal.

KAPITEL 4

KEIN WEG ZURÜCK

Eine Operation, die alles veränderte

Es gibt Begegnungen im Leben, die alles auf den Kopf stellen. Die dich und deinen Lebensweg verändern und nachhaltig prägen. Es sind Begegnungen, die du jedem Menschen wünschst, denn sie sind so selten wie kostbar. Und wer weiß, was aus mir und meiner Karriere geworden wäre, wenn ich an diesem Sommertag im Juli 2005 zu einer Operation eingeteilt gewesen wäre oder sonst keine Zeit gefunden hätte, die Audiologie zu besuchen. Es war während meiner Famulatur in der HNO-Klinik des UKE in Hamburg. Ich nutzte meine freie Zeit in der Klinik, um dem Chef der Audiologie, Dr. Maier, bei einigen Hörtests über die Schulter zu sehen. Dr. Maier war ein äußerst freundlicher Mensch, schlank, mit einer für einen Mann ungewöhnlich hohen, aber für mich dennoch sehr gut zu verstehenden Stimme. Ich habe ihn sofort gemocht. Darum nahm ich auch meinen Mut zusammen und vertraute mich ihm an. Völlig. Ich erzählte ihm von meinem Hörschaden und all jenen durch meine Hörgeräte verursachten Problemen. Ich ließ kein Detail aus. Dr. Maier war bis dahin ein völlig Fremder für mich gewesen, dennoch strahlte er eine Ruhe und Sicherheit aus, die mir jegliche Ängste nahm. Ich erzählte, er hörte zu. Im Laufe der nächsten Wochen sollte er sich zudem als großartiger Lehrer erweisen. Er ließ mir Zeitschriften, Fachartikel und sogar Details aus seiner Forschung zukommen. Doch an diesem Nachmittag wurde er nicht nur mein Lehrer, sondern meine größte Hoffnung. Kaum hatte ich ihm meine Enttäuschung über meinen geplatzten Operationswunsch hinsichtlich des Symphonix-Implantats erzählt und dass der damalige Chefarzt mir wegen des hohen Risikos davon abgeraten hatte, unterbrach mich Dr. Maier mit einem Lächeln. »Da liegt wohl ein Missverständnis vor«, warf er diplomatisch ein. Ich erfuhr von ihm, dass das Symphonix-Implantat keineswegs das einzige implantierbare Hörgerät auf dem Markt war. Im Gegenteil. Er erklärte mir zudem den Unterschied zwischen teil- und vollimplantierbaren Geräten und er schilderte weiter, dass eine amerikanische Firma namens Otologics aus Boulder, Colorado, eine weltweit neuartige Studie zum ersten vollimplantierbaren Hörgerät geplant hatte. Jetzt kommt's: Diese Studie würde in Deutschland durchgeführt werden, und zwar hier in Hamburg! Und Dr. Maier, dieser freundliche, kompetente Audiologe, der mir hier gegenübersaß, war der Studienleiter. Ich konnte mein Glück nicht fassen.

Ab sofort verbrachte ich jede freie Minute bei Dr. Maier. Je besser ich diese Implantate verstand, desto mehr wollte ich eines haben. Denn inzwischen war mir vor allem eines klar geworden: Der Chefarzt, der mich damals beraten hatte, lag absolut falsch. Anders als andere Geräte war das Symphonix zu diesem Zeitpunkt bereits zehn Jahre auf dem Markt und das am häufigsten implantierte Hörgerät. Die Komplikationsrate? Sehr gering. Noch dazu wurde, im Gegensatz zu anderen Implantaten, bei Symphonix an der Gehörknöchelchenkette nichts entfernt. Der Stimulator, kurz FMT genannt für Floating Mass Transducer, wurde dem Amboss (mittleres Gehörknöchelchen) lediglich angeheftet. Es dauerte rund acht Wochen, bis das Implantat im Ohr und im Knochen einheilte. Danach konnte das konventionelle Hörgerät wie gehabt getragen werden. Selbst nach der ersten Aktivierung war dies weiterhin möglich. Denn über den unveränderten Gehörgang und das nicht zerstörte Mittelohr wurde der Schall weiterhin ganz normal auf das Innenohr und damit zum Hörnerv übertragen. Erst wenn man das Implantat einschaltete, wurde der eingesetzte Stimulator wie ein kleiner Motor aktiv und übertrug den Schall verstärkt auf das Innenohr. Der Ton wurde also dort verstärkt, wo er natürlicherweise übertragen wurde: direkt in der Gehörknöchelchenkette und nicht im vorderen Gehörgang wie bei einem konventionellen Hörgerät. Schaltete man das Implantat aus, hörte man dementsprechend genauso gut oder eben genauso schlecht wie vor der Operation. Das Worst-Case-Szenario bei diesem Eingriff war lediglich, dass man ein Implantat im Kopf hatte, das nicht funktionierte. Aber da wie gesagt ein Hörgerät nach wie vor möglich ist: Wo bitte gab es hier ein extrem hohes Risiko? Ich dachte noch einmal an die Worte des Arztes: »Diese Operation ist viel zu gefährlich« – und ja, ich kochte vor Wut. Er hatte all dies mit keinem Wort erwähnt. Schlimmer noch, er hatte mich auch an niemanden verwiesen, der sich damit auskannte. Unglaublich. Ich schluckte den Groll hinunter. Das war Vergangenheit, jetzt zählte nur die Zukunft. Und diese sah zum ersten Mal seit Jahren absolut rosig aus.

Voller Euphorie betrachtete ich mir die Unterlagen. Dieses Gerät nannte sich zu diesem Zeitpunkt noch FIMOS für *Fully-Implantable Ossicular Stimulator*, zu Deutsch: ein vollimplantierbarer Gehörknöchelchen-Stimulator. Ich betrachtete die anatomische Zeichnung mit dem eingesetzten Gerät: Das komplette Ohr war frei. Die Ohrmuschel, der Gehörgang, es sah alles von außen vollkommen natürlich aus, ganz so wie in meinen Anatomiebüchern aus dem ersten Semester. Das Implantat an sich samt Mikrofon, Akku und Stimulator wurde unter die Haut gesetzt. Dieses Implantat war meine Chance auf ein normales Leben. Ich würde wieder dazugehören. Ich bekam Gänsehaut. Diese Studie erwies sich in jeder Hinsicht als ein Lottogewinn. Nicht nur, dass dieses Gerät eine Neuheit war, nämlich das weltweit erste vollkommen unsichtbare Hörgerät, sondern ich würde es im Rahmen der Studie »geschenkt« bekommen. Es ist in Deutschland leider nach wie vor geläufig, dass Krankenkassen die Kosten für eine solche Technologie im Regelfall nicht übernehmen. Als Gegenleistung würde ich mich als Studienteilnehmerin allerdings dazu verpflichten, mich für sämtliche Untersuchungen zur Verfügung zu stellen. Und das waren eine Menge: Hörtests in allen Varianten mit sämtlichen verfügbaren Instrumenten. Dazu CTs und Röntgenbilder. Obendrein würden unzählige Fragebogen auf mich zukommen. Nichts davon schreckte mich ab. Ich schnappte mir alle Unterlagen und fuhr zu meinen Eltern nach Marburg. Endlich hatte ich selbst die Fäden zu einer potenziellen Lösung in der Hand. Dass sich meine Eltern für mich freuten, brauche ich wohl nicht zu erwähnen. Sie wussten, wie lange ich auf so einen Moment gewartet hatte. Dennoch fand mein Vater auch kritische Worte. »Denkst du nicht, dass du hier nur zu einem Versuchskaninchen wirst? Niemand hat dieses Gerät bisher erhalten. Es gibt niemanden, den du nach Erfahrungen fragen könntest. Was, wenn etwas schiefgeht?« Seine Einwände waren sicherlich nicht unbegründet und ich wusste die Sorgen meiner Eltern zu schätzen. Dennoch war ich längst Feuer und Flamme. Ich hatte als damalige Medizinstudentin mit Physikum ein gewisses medizinisches Grundverständnis. Ich war bereits selbst bei Operationen dabei gewesen und wusste, auf was ich mich einlassen würde. »Papa«, entgegnete ich ihm selbstbewusst, »einer muss den Anfang machen. Warum also nicht ich?« Angst hatte ich keine. Warum auch? Mein Leidensdruck durch meine Schwerhörigkeit war längst so hoch, dass ich mich wohl zu allem bereit erklärt hätte. Einen Haken gab es jedoch: Dieses Implantat würde in meinem Falle nicht zu einer Heilung führen. Ich hatte schließlich einen Innenohrschaden, bei dem die Haarzellen irreparabel zerstört wurden. Aber es würde mich von meinen verhassten Hörgeräten befreien. Das war es wert!

Zurück in Hamburg, ließ ich mich offiziell von Dr. Maier als Studienteilnehmerin listen und unterschrieb ihm alle dafür notwendigen Dokumente. Die Implantation war für den 25. Oktober 2005 geplant. Zuerst nur an meinem linken Ohr. Dr. Maier konnte als Audiologe diesen Eingriff natürlich nicht selbst durchführen, aber der Operateur und Chefarzt an einem Klinikum in Nordrhein-Westfalen genoss sein volles Vertrauen, also vertraute auch ich ihm. Montags zuvor sollten die weltweit ersten beiden Patienten das Implantat erhalten. Ich war dienstags dran, als weltweit dritter Mensch mit der Implantation des ersten vollimplantierbaren Hörgerätes. Meine Mutter war übers Wochenende angereist. Am Dienstagmorgen pünktlich um sechs Uhr fanden wir uns zusammen auf der Station ein. Die erste Überraschung folgte sogleich, nämlich dass an diesem Morgen noch ein Hörtest angeordnet worden war. Ich wurde nervös. Wieso dieser Test? Was, wenn das Ergebnis mich doch noch von der Studie ausschloss und die Operation abgesagt wurde? Das Problem bei dieser Art des Implantats war, dass wenn man die tiefen Töne noch zu gut hörte, es möglich war, ein Eigenrauschen des Hörgerätes wahrzunehmen. Das würde mich von der Studie ausschließen. Es wurde im Vorfeld zwar bereits ein solcher Test durchgeführt, allerdings ausschließlich an meinem linken Ohr, mit dem ich schlechter hörte. Nun saß ich mit zitternden Händen vor dem Testgerät, in der Hand den besagten Knopf, den ich drücken sollte, sobald ich einen Ton hörte. In meinem ganzen Kopf begann es zu rauschen. Das kam schon häufiger bei solchen

Hörtests vor. Zumal ich, wenn ich mich besonders anstrengte, etwas zu hören, einen störenden Tinnitus wahrnahm. Vor lauter Sausen, Pfeifen und Brummen in meinem Kopf konnte ich dann nicht mehr unterscheiden, ob der Ton nun aus dem Kopfhörer kam oder nur in meinem Hirn existierte. Mir wurde schlecht. Ich bekam Kopfschmerzen. Alles drehte sich. Ich flehte die Audiometristin an, doch bitte mit diesem Test aufzuhören. »Nur noch diese beiden Töne, dann haben wir den Befund«, beruhigte sie mich. Also riss ich mich zusammen. Ich wollte dieses Implantat, verdammt noch mal! Und es sollte sich auszahlen. Kaum war ich zurück auf der Station, leichenblass, aber erleichtert, wurde ich für die Operation gerichtet. Ich bekam eine kleine weiße Tablette und einen Schluck Wasser.

Als ich die Augen wieder öffnete, brauchte ich einen Moment, um mich zu orientieren. Links und rechts von mir standen Betten mit schlafenden Patienten, die allesamt mitten im Gesicht und am Ohr Verbände trugen. Das musste der Aufwachraum sein. Die Operation hatte ich also bereits hinter mir. Vorsichtig fasste ich an mein linkes Ohr. Erst jetzt spürte ich einen pochenden, drückenden Schmerz. Ich fühlte den weichen Verband. Hören aber konnte ich nichts. Ich wurde panisch, rief mittenrein in die Stille: »Hallo? Ist da jemand? Habe ich das Implantat bekommen?« Keine Antwort. Ich wurde lauter, schrie nun verzweifelt in Richtung Tür: »HEY, KANN MAL JEMAND ANTWORTEN? HAB ICH DAS DING DA DRIN?« Endlich kam jemand zu mir in den Raum. Ich zeigte energisch auf mein linkes Ohr, fuchtelte wild mit den Händen. Doch statt eine Antwort zu geben, schob mich dieser Jemand in seinem blauen Kasack wortlos in meinem Bett heraus durch die Tür. Erst jetzt wurde mir bewusst, dass ich mein rechtes Hörgerät nicht trug. Und das linke Implantat war noch nicht aktiviert. Ich versuchte mich zu beruhigen, aber es gelang mir nicht. Ich richtete mich in dem fahrenden

Bett auf: »… mir ist so schlecht«, stammelte ich. Eine Sekunde später hielt mir jemand eine Nierenschale unters Kinn und ein Schwall meiner Magensäure landete darin. Als mich meine Mutter in meinem Zimmer in Empfang nahm und meine Hand hielt, sah ich sie lächeln. Ich sah ihre Lippen, die sich zu einem »Beruhige dich« formten. Meine Mutter wirkte auf mich wie ein erneutes Narkotikum. Sie hatte recht, wie immer. Ich musste mich beruhigen, Panik hat noch keinem geholfen. Ein paar Minuten später muss ich wieder eingeschlafen sein. Denn als ich die Augen wieder öffnete, war es bereits dunkel und ein freundlicher Mann im weißen Kittel stand neben meinem Bett. Ich kann mich noch an seine warmen Augen erinnern. Er rief laut und deutlich: »Alles in Ordnung. Es ist alles gut gegangen«, und drückte dabei aufbauend meine Hand. Ich hatte mein rechtes Hörgerät noch immer nicht im Ohr, aber ich begriff. »Das ganze Implantat sitzt im Kopf? Alles?«, fragte ich ungläubig. Als er nickte, liefen mir vor Erleichterung die Tränen über die Wangen. Das musste der Chefarzt gewesen sein, der mich operiert hatte. Leider wurde mein Glücksgefühl von einer starken Übelkeit gedämpft. Ich übergab mich an diesem Abend noch dreimal. Mein Kreislauf war dermaßen im Keller, dass ich beim Versuch, nachts auf die Toilette zu gehen, das Bewusstsein verlor und in die Knie sank. Eine Nachtschwester, die ich aus meiner Famulatur kannte, fand mich auf dem Boden. Hätte ich doch nur nach Hilfe geklingelt. Zum Glück war ich nicht auf mein frisch operiertes Ohr gefallen. Ich seufzte kurz, rollte innerlich die Augen über meine Leichtsinnigkeit. Ich musste besser auf mein neues Ohr aufpassen.

Der nächste Morgen begann mit einem weiteren Schock. Als damalige Medizinstudentin war mir zwar bewusst, dass jede Operation nun einmal zu Schwellungen führte, aber mit diesem Anblick im Spiegel hatte ich nicht gerechnet. Ich sah fürchterlich aus, wie Frankensteins Monster.

Meine komplette linke Gesichtshälfte war rot und blau, dazu extrem geschwollen.

Außerdem hatte ich starke Schmerzen. Warum das so war, konnte mir die Krankenschwester nicht beantworten und der Chefarzt war nicht mehr zu erreichen. Ich musste zu Dr. Maier. Ich wusste, dass er während meiner Implantation dabei sein wollte. Er sollte demnach wissen, was los war. Ich bat die Schwester um einen Termin, doch meine Ungewissheit hielt mich nicht mehr im Zimmer. Ich quetschte mir das rechte Hörgerät in meinen Gehörgang und marschierte quer durch die Klinik zu ihm ins Büro. Zum Glück hatte er Zeit. Und er wirkte keineswegs beunruhigt. Dr. Maier erklärte mir, dass das Mikrofon in einen Muskel eingesetzt wurde, der bis zur linken Schläfe reicht und mit zur Kaumuskulatur gehört, der *Musculus temporalis*. Da ich aus Gründen des Infektionsschutzes keine Wunddrainage erhalten hatte, lief die ganze Wundflüssigkeit eben dahin, wo Platz war: unter meine Gesichtshaut. Meine Haare waren zu meiner großen Erleichterung nicht rasiert worden. Die kommende Woche nach der Entlassung aus der Klinik blieb ich dennoch zu Hause, auch wenn ich am liebsten gleich wieder in die Famulatur zurückgekehrt wäre, um keine Schwäche zu zeigen. Die Schwellung im Gesicht verschwand relativ zügig, auch die frische Narbe hinter der linken Ohrmuschel tat jeden Tag ein bisschen weniger weh. Aber durch die Schwellung im linken Ohr konnte ich mein linkes Hörgerät nicht setzen. Es blieb mir zum Hören daher wieder mal nur ein Ohr, was, wie ich allzu gut selber wusste, in meinem Fall nur im Chaos endete. Außerdem führte der angeschnittene Kaumuskel dazu, dass ich schmerzbedingt nur wenig essen konnte. Ich bekam den Mund kaum auf.

Dann hieß es warten. Warten auf die Erstaktivierung kurz vor Weihnachten. Acht lange, quälende und viel zu stille Wochen. Zwei Wochen nach der Implantation war die Schwellung in meinem linken Ohr zwar so weit abgeklungen, dass ich endlich auch links mein Hörgerät wieder tragen konnte. Anders als angekündigt konnte ich aber damit kaum noch hören. Es klang wie ein Radiosender, dessen Empfang nicht gut ist. Es rauschte und knarzte fürchterlich. Jede Stimme wurde von einem unangenehmen rauschenden »Schschschschsch« überdeckt. Ich trug es trotzdem, die Uni lief ja weiter. Auch ein Besuch beim Akustiker brachte wenig. Er justierte mein Gerät und versicherte mir, dass die Lautstärke voll aufgedreht sei. Er empfahl mir daraufhin, wie all seine Kollegen zuvor, vielleicht doch endlich auf ein Hinter-dem-Ohr-Gerät umzusteigen. »Daran können Sie sogar ein zusätzliches Mikrofon für Ihre Vorlesungen anschließen ... Was meinen Sie?« Ich lehnte dankend ab, so wie immer. Und setzte mein Vertrauen weiterhin auf diese Wundertechnik in meinem Kopf. Bis Weihnachten lenkte ich mich mit Lernen ab. Das war wenigstens konstruktiv.

Den 19. Dezember hatte ich mir rot im Kalender markiert und stand mit einer Mischung aus Anspannung und Vorfreude pünktlich im Büro von Dr. Maier. Es war so weit, ich war so weit. Im Audiologie-Anpassraum nebenan wurde ich bereits erwartet. Hinter dem Messpult saßen zwei Mitarbeiter der Firma Otologics, eingeflogen aus Amerika. Vor ihnen stand ein Laptop, der wiederum mit einer Messbox verbunden war, an der ein weiteres Kabel mit einer schwarzen Spule hing. Von den Abbildungen und Artikeln wusste ich, dass dies die Spule war, die man via Magnet von außen an der Kopfhaut über dem Implantat befestigte. Damit konnte man den Akku des Geräts aufladen. Das Implantat selbst wurde mittels Fernbedienung gesteuert und programmiert. Die Männer kannten meine Hörkurve und hatten die Programmierung dementsprechend auf meinen Hörverlust voreingestellt. Schließlich wurde die schwarze Spule an meinem Kopf befestigt, an dem Gegenpol unter meiner Haut. Ich saß derweil stocksteif auf meinem Stuhl und starrte die drei Herren an. Ich beobachtete jede ihrer Bewegungen. Was sie sagten, verstand ich nicht. Sie unterhielten sich auf Englisch und ich hatte das rechte Gerät aus dem Ohr herausgenommen. »Okay, Veronika …«, mit Dr. Maier war ich inzwischen per Du. »Es geht nun los. Wir werden dein Implantat einschalten, bitte sage uns, wenn du etwas hörst!« Dr. Maier stand dabei direkt vor meinem Gesicht, sodass ich das, was er sagte, von seinen Lippen ablesen konnte. Ich bewegte mich keinen Millimeter, versuchte, so ruhig wie möglich ein- und auszuatmen. Plötzlich machte es »zzzzzp« in meinem linken Ohr. Und dann passierte es: Ich hörte! Ja, ich hörte! Ich konnte die Situation erst gar nicht begreifen. War das real? »Hörst du uns, Veronika?« Dr. Maier hatte seine Frage wiederholt. Endlich fand ich meine Sprache wieder. »Ja, ich höre euch«, antwortete ich. »Ja, ich kann euch hören.« Zunächst starrte ich weiter regungslos vor mich hin, immer noch überwältigt von dem gerade Erlebten. Doch kaum hatte ich meinen Kopf bewegt, fing es in meinem linken Ohr laut an zu klirren. Ich schrie kurz auf: »Ahhhh! Da scheppert etwas. Was ist das?« Ich senkte meinen Kopf, traute mich nicht, Dr. Maier anzusehen. Ich hatte Angst vor dem, was er sagen würde. Dass das Klirren bedeutete, dass die Implantation eben doch fehlgeschlagen sei. Doch irritiert sah er nicht aus, genauso wenig wie die beiden anderen Herren mir gegenüber. »Ach, das kann sein, gar kein Problem. Das Mikrofon könnte eventuell das Klirren verursachen. Wir korrigieren die Anpassung und nehmen die Empfindlichkeit etwas herunter«, erklärte er. Konzentriert tippte einer der Amerikaner etwas auf der Tastatur seines Laptops. »Ist es so besser?«, fragte er in etwas holprigem Deutsch. Ich drehte wieder den Kopf, erst nach rechts, dann links. Das Klirren war weg. Stattdessen hatte ich sein »Ist es so besser?« gehört. Ich hörte es glasklar und vollvolumig. Ich hörte seine samtweiche Stimme mit diesem amerikanischen Akzent. Ich kann mich nicht erinnern, bis zu diesem Zeitpunkt jemals eine so schöne Stimme gehört zu haben.

Vielleicht fragt sich der oder die andere an dieser Stelle, warum ich in diesem Fall keine Micky-Maus-Stimme gehört habe? Im Vergleich zu meinem späteren Cochlea-Implantat war dieses Gerät tatsächlich etwas völlig anderes. Mit dem FIMOS-Implantat – dem heutigen Carina-Implantat – bekam man das Gehörte sehr natürlich direkt an den Gehörknöchelchen verstärkt. Mit einem Carina-Implantat hatte man also sofort das gleiche Hörerlebnis wie jemand, der überhaupt keine Hörgeräte braucht. Alles hört sich direkt nach der Aktivierung perfekt an. Im Prinzip so, als ob man einen kaputten Lautsprecher gegen einen neuen tauschen würde. Kabel rein, Musik an – fertig ist das Klangerlebnis. Das Cochlea-Implantat dagegen ist, wie eingangs erwähnt, vielmehr eine Gehirnprothese. Mit einem Cochlea-Implantat muss das Hören neu erlernt werden. Diesen Aha-Moment, wie ich es bei Dr. Maier und den Amerikanern erlebt habe, gibt es hier nicht. Vielmehr muss das Gehirn Stück für Stück lernen, die gehörten Töne zu einem Klang zusammenzusetzen. Das kann Monate dauern. Ich möchte an dieser Stelle unbedingt betonen, wie sehr ich die Informationsverbreitung solcher neuen Behandlungsmethoden befürworte. Trotzdem ist es unabdingbar, dass die medizinische Kernaussage dabei nicht verloren geht. Falschinformationen bewirken nämlich genau das Gegenteil. Sie helfen den Patienten nicht, sondern sie verwirren. Vor ein paar Jahren ging ein Video auf YouTube viral. Es zeigte eine 29-jährige Amerikanerin, die laut ihrer eigenen Aussage taub geboren wurde. Sie wurde dabei gefilmt, wie sie sich bei der Erstaktivierung ihres Implantats das erste Mal selbst hörte. Sie hörte sich. Sie hörte die Audiologin. Und sie konnte sich anschließend ganz normal mit ihr unterhalten. Dieser Ausbruch an Emotionen ... ein absolutes Gänsehaut-Video. Über 34 Millionen Mal geklickt (Stand: Februar 2023). Und jeder, bei dem nur ansatzweise ein Herz in der Brust schlägt, wird bei diesem Video zu Tränen gerührt. Die Gefühle sind echt, kein Zweifel, das Video an sich kann so allerdings nicht stimmen. Die junge Frau hatte angeblich das

Esteem-Implantat der Firma Envoy Medical implantiert bekommen. Es ist ebenso ein vollimplantiertes Hörgerät, das komplett unter der Kopfhaut verschwindet. Jedoch muss hierfür die Gehörknöchelchenkette unterbrochen werden. Bei meinem FIMOS-Implantat wird der Stimulator vor den Gehörknöchelchen platziert. Die Knöchelchen bleiben unversehrt und intakt. Ist das Gerät aus, hören Sie wie zuvor. Nicht aber bei einem Esteem-Implantat. Wird die Gehörknöchelchenkette nämlich erst einmal unterbrochen, kann der Schall ohne technische Hilfe nicht wieder übertragen werden. Und wenn die Haarzellen in der Schnecke nicht mehr funktionieren, um den Schall auf den Hörnerv zu übertragen, können Sie davor implantieren, was Sie wollen. Der Patient wird weiterhin nichts hören. Das wiederum kann einzig und allein das Cochlea-Implantat. Es ersetzt die defekten Haarzellen der Hörschnecke und ist die einzige wirkliche Option bei der allgemein bekannten Taubheit.

Genau hier wird das Video der Amerikanerin widersprüchlich. Erstens kann diese junge Frau nicht völlig taub gewesen sein, schon gar nicht seit ihrer Geburt. Sonst könnte sie gar nicht sprechen, geschweige denn sich unterhalten. Und sie wüsste zudem nicht, wie ihre eigene Stimme klingt. Es müssen demnach Hörreste vorhanden gewesen sein. Zweitens: Aufgrund ihrer angeborenen Taubheit wurde der Eindruck vermittelt, dass es sich hier um ein Cochlea-Implantat handelt. Auch dann wäre dieses Gespräch zwischen der Patientin und der Audiologin so nicht möglich. Alles klingt zunächst künstlich und sehr elektrisch. Micky Maus lässt grüßen. Ein auf Anhieb so natürlicher und schöner Höreindruck wie bei einem FIMOS-Implantat ist bei einem Cochlea-Implantat physiologisch nicht möglich. Warum ich das so detailliert erzähle? Weil aufgrund von solchen Videos viele Patienten mit illusorischen Erwartungen zu mir als heutige Ärztin in die Klinik kommen – und ich sie daraufhin enttäuschen muss. Hoffnung ist etwas Himmlisches, aber falsche Hoffnung kann mitunter sehr tragisch sein.

Noch immer saß ich etwas ungläubig vor Dr. Maier und den Experten von Otologics. Nach der ersten Justierung wurden noch ein paar weitere Einstellungen verfeinert. Dann bekam ich das Zubehör. Eine Fernbedienung, mit der ich das Implantat ein- und ausschalten sowie leiser und lauter stellen konnte, wenn ich sie mir an den Kopf hielt. Und ein Ladegerät, etwa handtellergroß und ebenfalls mit einer Spule versehen. Jeden Morgen sollte ich es für rund eine Stunde laden, dann wäre der Akku den ganzen Tag einsatzbereit. Wir verabredeten uns zum Schluss noch für einen Kontrolltermin zur Nachanpassung am nächsten Morgen, dann durfte ich gehen. Ich lief langsam nach draußen. Es war bereits dunkel. Der Wind wehte mir ins Gesicht, es nieselte leicht. Ich hob genussvoll das Gesicht in den Regen und schloss die Augen. Wahnsinn. Ich hörte eine Krähe. Ich hörte ein Auto. Ich hörte gefühlt jeden einzelnen Tropfen, der vom Himmel fiel. Ich begann zu lächeln. Das Implantat, es funktionierte! Ich fasste mir immer und immer wieder an mein linkes Ohr. Ungläubig, dankbar. Es juckte nicht. Es drückte nicht. Es schmerzte nicht. Ich tastete wieder an mein Ohr. Nichts mehr fühlte sich dumpf an, alles war jetzt klar und hell. Es fühlte sich frei an, leicht, ja fast schwerelos. Ich stieg in mein Auto und schaltete den CD-Player an. Ich legte eine CD hinein und wartete gespannt auf den ersten Ton. Als die ersten Takte einsetzten, war es, als würde sich süße Sahne über mich ergießen. Das mag total kitschig klingen, aber anders kann ich es nicht beschreiben. Ich war nicht in der Lage loszufahren. Ich stand weiterhin auf dem Parkplatz und lauschte diesem Konzert. Tausende Male hatte ich diesen Song bereits im Auto laufen lassen. Und doch war es so, als würde ich dieses Lied zum ersten Mal hören. All die Klänge dazwischen. Ich erkannte jedes einzelne Instrument. Himmel, langsam verstand ich, wieso manche Leute um Musik so ein Theater machten. Ich war zu diesem Zeitpunkt 24 Jahre alt und seit 15 Jahren schwerhörig. Ich hatte mit neun Jahren mein normales Gehör verloren und damit auch die Liebe zur Musik. Mit Hörgeräten war Musik nicht zu ertragen. Alles klang viel zu blechern und hart. Dreimal hatte ich bereits neue Hörgeräte bekommen. Immer war ich wahnsinnig enttäuscht gewesen. Zu Hause hörte ich darum ebenso wenig Musik. Ich hatte meine Stereoanlage in meiner Wohnung nur deshalb, um für meine Fitnesskurse die passenden Lieder herauszusuchen. Das war bislang nichts weiter als eine lästige Pflicht. Doch als ich die Tür aufschloss und mein erster Weg mich direkt zur Stereoanlage führte, saß ich anschließend auf dem Teppich in meiner kleinen Hamburger Studentenbude und strahlte glückselig diesen kleinen billigen Lautsprecher an.

Am nächsten Morgen stiefelte ich mit einer Flasche gekühltem Sekt zum Nachsorgeteam ins Krankenhaus. Ich hatte das Bedürfnis, mit diesen wunderbaren Menschen auf mein neues Leben anzustoßen. Für sie mag das ein Job gewesen sein, Alltag eben, für mich aber fühlte es sich an, als wäre ich von einer Tonnenlast befreit worden. Musik zu hören, war ein absolutes Highlight, keine Frage. Aber das erste Mal ohne Schmerzen, Juckreiz oder dieses Druckgefühl in den Ohren aus dem Haus gehen zu können, war ein Hochgefühl, das mit Worten nicht zu beschreiben ist. Mein ganzer Kopf fühlte sich an, als hätte man ihn nach 15 Jahren im triefenden, zähen, dicken Schleim plötzlich an die frische Meeresluft gesetzt. Wir absolvierten den letzten Feinschliff an meinem Implantat, köpften die Flasche Sekt und danach verabschiedeten wir uns. Die Amerikaner flogen zurück nach Colorado. Dass ich die beiden alsbald wiedersehen würde, wusste ich da noch nicht.

Die nächsten Tage vergingen wie im Rausch. Alles machte auf einmal so viel mehr Spaß. Autofahren? Mit Musik. Fahrradfahren? Mit Vogelgezwitscher. Dadurch, dass das Implantatmikrofon unter der Haut steckte, wirkte diese wie eine Art Windblocker. Ich konnte ab sofort Fahrrad fahren und dabei etwas hören. Wie eben die Vögel. Oder noch viel wichtiger im Verkehr: die Autos hinter mir. Es gab in der Vergangenheit so viele brenzlige Situationen, als ich mit dem Rad oder meinen Inlineskates unterwegs war, ohne dabei den Verkehr um mich herum verfolgen zu können. Wenn andere Radfahrer beispielsweise mich überholten, ich aber ihr Klingeln nicht wahrnahm und versehentlich in die Mitte ausscherte. Das anschließend wütende Geschimpfe musste ich öfter als einmal über mich ergehen lassen. Einmal riss mich sogar ein Radfahrer um. Was neben jeder Menge Schürfwunden übrig blieb, war die Erkenntnis, stark frequentierte Streckenabschnitte zu meiden oder stets nah genug am Straßenrand zu radeln, sodass jeder an mir vorbeikam. Leider ging dieser Plan nicht immer auf. Ich war eines Nachmittags mit meinen Skates auf einer engen Straße unterwegs. Das Auto hinter mir bemerkte ich nicht. Als es fast auf meiner Höhe war und zum Überholen ansetzte, erschrak ich dermaßen, dass ich über einen Gullydeckel stolperte. Wäre ich nach links gestürzt, hätte mich das Vorderrad des Wagens erwischt. Ich schlug zum Glück auf der rechten Bordsteinseite auf, was jedoch nicht weniger schmerzhaft endete. Der Fahrer flüchtete, ich blieb blutend liegen. Mit meinen neuen Ohren würde mir das nicht mehr passieren. Auch meine Fitnesskurse wurden dank des Implantats auf ein neues Level katapultiert. Ich war nicht mehr nur auf meinen Standardsong »One More Time« angewiesen, sondern probierte mich durch die Charts. Meine Gruppe freute sich zusehends über die variierende Musikauswahl und meine Kurse wurden noch voller als sonst. Mein Donnerstagstraining war nach kurzer Zeit so begehrt, dass diejenigen, die nicht rechtzeitig kamen, auf den nächsten Kurs warten mussten. Von Mal zu Mal betrat ich den Fitnessraum selbstsicherer. Ich ging aufrecht, wagte Blickkontakte und die ersten Gespräche. Inzwischen war ich gelegentlich sogar etwas früher da und freute mich regelrecht auf den Austausch mit den Teilnehmerinnen. Kurzum, ich war zufrieden. So zufrieden wie lange nicht, sehr lange nicht. Mit diesem neuen Selbstbewusstsein besuchte ich überdies den Wellnessbereich meines Fitnessstudios. Ich war vor der Operation schon ein paarmal in der Sauna gewesen, aber ich stellte mich stets schlafend, wenn jemand zur Tür kam, aus Angst, angesprochen zu werden. Denn Sauna mit Hörgeräten war aufgrund des Schwitzens undenkbar. Zum ersten Mal lag ich nun in der Sauna und war völlig entspannt. Ich hörte ja, wenn jemand reinkam und »Hallo« sagte. Einmal führte ich sogar ein kleines Gespräch. Selbst Schwimmen war mit dem FIMOS-Implantat kein Problem. Nur wenn ich den Kopf mit aktiviertem Implantat unter Wasser hielt, fing das Gerät an zu rebellieren. Aber das störte mich nicht weiter. Immerhin konnte ich nun überhaupt etwas hören, wenn ich im Schwimmbad war. Ich war vollkommen perplex darüber, dass hier Musik im Hintergrund gespielt wurde. Als ich an den Massagedüsen vorging, das Schild las »Bitte beim Gong eine Düse weiter« und gleichzeitig diesen Ton hörte, ähnlich wie die Pausenklingel in der Schule, musste ich lachen. Jetzt wusste ich, wieso mich dort vor einiger Zeit jemand kopfschüttelnd zur Seite schubste ...

Dennoch sollte meine anfängliche Euphorie nicht sehr lange halten. Denn trotz dieser Wundertechnik merkte ich zunehmend, dass es sich hierbei nun mal nicht um ein normales Gehör handelte. Zudem nutzte ich nur ein Ohr. Seit meiner Implantation trug ich auf meinem rechten Ohr das Hörgerät fast gar nicht mehr. Es fühlte sich seither mehr als sonst an wie ein drückender, schmerzender Stopfen. Zudem war der Klang von rechts, gerade wenn das linksseitige Implantat aktiv war, einfach unerträglich. Wie durch eine Blechtrommel. Eine sehr laute, verstopfte Blechtrommel. Auch an Weihnachten bei meiner Familie zu Hause wurde mir bewusst, dass ich von normalem Hören noch weit entfernt war. In der Kirche verstand ich weder die Pfarrerin noch die Kinder aus dem Krippenspiel. Das Telefonieren gestaltete sich ebenso schwierig. Es war zwar möglich, den Hörer ohne Pfeifen in die Nähe des Implantatmikrofons zu bringen, aber innerlich hörte ich ein fürchterliches Knirschen. Ich telefonierte also weiterhin entweder mit dem Schwerhörigentelefon und dem rechten Hörgerät oder ganz ohne, wenn ich die Person am anderen Ende der Leitung kannte und wusste, dass sie oder er laut und deutlich sprach. Und ich wurde mit einer weiteren Einschränkung konfrontiert: Als ich mitsamt meiner Familie nach dem Weihnachtsgottesdienst hungrig am Tisch saß und mich über Mamas Ente mit Rotkohl freute, hörte ich von links einen lauten, grellen Ton. Ein klirrendes Gekreische. Mitten in meinem Kopf. Immer dann, wenn ich den Mund zu weit öffnete. Ich überprüfte tastend mein linkes Ohr, schloss den Mund wieder. Das Kreischen verschwand. Ich öffnete und schloss daraufhin meinen Mund noch ein paarmal, bis mir klar wurde, dass meine Vermutung richtig war: Das implantierte Mikrofon in meinem Kaumuskel wurde durch diesen wohl bewegt. Öffnete ich den Mund zu sehr, meckerte das Mikrofon. Also nix mit lustvollem Schlemmen, zumindest nicht, wenn das Implantat eingeschaltet war. Zurück in Hamburg, suchte ich Dr. Maier auf. Er versuchte, die Einstellung zu korrigieren, was jedoch nicht gelang. Bei den neuen Geräten hat man das Problem mit dem Mikrofon und der Kaumuskulatur erkannt und implantiert das Mikrofon seitdem hinter der Ohrmuschel, also weit weg von den vor der Ohrmuschel sitzenden Kaumuskeln. Aber dafür bedarf es eben Studien und Studienteilnehmern wie ich. Um genau solche Fehler herauszufinden und sie zu beseitigen. Bei mir war es jetzt nun mal so, dass ich in Gesellschaft einfach den Mund nicht zu weit öffnen sollte. Aber das schickte sich für eine Dame ohnehin nicht. Und wenn ich mal mit vollem Genuss essen wollte, tat ich dies daheim mit ausgeschalteten Ohren. Nichtsdestotrotz wurde mir nach diesen Feiertagen bewusst: Ich wollte zwei FIMOS-Implantate, jeweils eines links und rechts im Ohr. Keinen Mix mehr aus Implantat und Hörgerät. Die technischen Probleme des Geräts ignorierte ich dabei weitestgehend. Die Freude über das befreiende Gefühl, schmerzfrei und unsichtbar zu hören, überwog bei Weitem.

Diese Freude wurde noch gesteigert, jedoch anders als erwartet. Es war an einem Mittwoch im Januar 2006. Das Telefon klingelte. Von Übersee. Als ich die englische Stimme hörte, dachte ich sofort an einen der beiden Ingenieure von Otologics aus Amerika. Doch ich irrte mich. Nicht damit, dass dieses Telefonat um meine Implantate ging, sondern damit, wer sich da am Hörer meldete. Es war José Bedoya persönlich, Gründer und CEO der Firma Otologics in Boulder, Colorado. Er hatte von Dr. Maier erfahren, wie zufrieden ich mit meinem Implantat war, und lud mich und eine Begleitperson zu sich in die Staaten ein. Als die weltweit dritte implantierte Person mit dem FIMOS-Gerät wurde ich gebeten, den Investoren der Firma für Fragen zur Verfügung zu stehen. Ich sollte ebenso das Unternehmen an sich und die Mitarbeiter in Boulder kennenlernen. Aber das primäre Ziel war es natürlich, weitere Forschungsgelder zu generieren. Es waren Veranstaltungsreihen in vier Bundesstaaten geplant. Beginnen sollte alles in Minneapolis, Minnesota. Zwei Tage später würde es nach Fort Myers in Florida gehen, dann war ein dreitägiger Aufenthalt in Boulder geplant. Bis es schließlich über Phoenix, Arizona, wieder über Frankfurt zurück nach Hamburg gehen sollte. Abflug wäre schon in weniger als vier Wochen. Ich konnte es nicht glauben. Überglücklich und gleichzeitig höllisch aufgeregt rief ich meine Mutter an und bat sie, mich zu begleiten. Als der Flieger in Chicago zwischenlandete, war dies das erste Mal, dass ich amerikanischen Boden betrat. Ich muss gestehen, dass ich vorher kein Interesse an diesem Land gehabt hatte. Ich war von Vorurteilen geprägt, empfand die Amis als überheblich und es war mir bis dato schlicht zuwider, mich in deren Augen als Bürger zweiter Klasse zu fühlen, nur weil ich aus Europa kam. Spoileralarm: Ich tat den Amerikanern unrecht! Aber dazu später mehr. In Minneapolis gelandet, wurden wir bereits erwartet. Ein Herr im schwarzen Anzug hielt ein Schild mit einem Otologics-Logo in der Hand. Darunter handgeschrieben stand mein Name! Meine Güte, ich war doch kein Promi. Auch wenn der schwarze Lincoln vorm Eingang des Terminals etwas anderes signalisierte. Wir wurden im wahrsten Sinne charmant hofiert. Es war zugegebenermaßen ein Genuss. Am nächsten Morgen wurde ich von José Bedoya und dessen Vizepräsidenten zum Frühstück eingeladen. Ich war verblüfft, wie locker, ungezwungen und freundlich die beiden Männer waren. Er, der Big Boss, stellte sich schlicht als José vor und tat alles dafür, dass ich mich wohlfühlte. Ach, was war ich wegen meiner Englischkenntnisse irre nervös gewesen. Die Erinnerungen daran, wie brutal man mich in der Schule deswegen ausgelacht und diffamiert hatte, waren plötzlich sehr präsent. Doch José nahm mir jede Angst, mich zu blamieren. Er sprach langsam und sehr deutlich. Sein Verhalten hatte rein gar nichts Joviales, nein, es war schlicht herzlich, ja fast liebevoll. Der anfängliche Small Talk war dessen ungeachtet eine tolle Möglichkeit, an mein etwas eingerostetes Schulenglisch anzuknüpfen. Kurz danach war das erste »Meeting« angesetzt, so nannte es zumindest der CEO. Es entpuppte sich als ein Vortrag vor einem übervollen Saal. Ich hatte mir im Vorfeld ausgemalt, je nach Veranstaltung auf zwei bis drei Investoren zu treffen, denen ich kurz die Hände schütteln und die ein oder andere Frage beantworten sollte. Doch hier im Saal saßen um die 80 Geschäftsmänner. Allesamt schwerreich. Das sah man, das strahlten sie aus. Ich nahm in der ersten Reihe Platz, lauschte aufmerksam Josés Vortrag. Auch hier sprach er sehr deutlich. Seine Rede wurde im Hintergrund von einer Präsentation begleitet. Die fachlichen Vokabeln auf der Leinwand sollten sich in den nächsten Sekunden als Glücksfall erweisen. Denn am Ende seines Vortrags deutete José lächelnd auf mich. Lautstark und ohne Vorwarnung kündigte er mich an: »And now listen to a real FIMOS recipient from Germany!« Mit »recipient«, also Empfänger, war ich gemeint. Mir rutschte das Herz in die Hose. Damit hatte ich nicht gerechnet. Schüchtern ging ich nach vorn. Ich starrte in gespannt dreinblickende Gesichter. Es war totenstill im Saal. Ich räusperte mich, konzentrierte mich, schloss für eine Sekunde die Augen. Diese Situation war so surreal. Ich, die nur auf einem Ohr hörte. Ich, die so schlechtes Englisch sprach, dass man mich dafür ausgelacht hatte. Ich, die hier auf Einladung des CEO war. Ausgerechnet ich sollte frei und unvorbereitet über »meine bisherigen Erfahrungen mit dem Implantat« sprechen? Und das vor lauter Millionären? »Mach schon«, sagte ich zu mir. »Wenn du dich jetzt blamierst, wirst du diesen Menschen nie wieder begegnen.« Dass José neben mir auf der Bühne stehen blieb, schenkte mir immerhin etwas Sicherheit. Ich hoffte einfach, er würde einspringen, sollte ich beim Erzählen ins Straucheln kommen oder eine der Publikumsfragen nicht beantworten können. Zu meiner Überraschung lachte niemand. Ich hatte bis dato noch nie vor so vielen Menschen gesprochen. Englisch außerhalb der Schulstunde schon gar nicht. Ich erzählte von meinem Musikerlebnis. Davon, wie ich von der Schönheit der Klänge überwältigt weinen musste. Ich sprach von meinem bisherigen Martyrium und von der Hoffnung, in meinem Medizinstudium angstfrei ein Stethoskop benutzen zu können. Und ich bedankte mich dafür, mich nicht mehr verstecken zu müssen, und für jeden Moment, in dem ich keine Schmerzen mehr hatte. Als ich auf der Bühne mir all den Kummer von der Seele redete, sah ich, wie sich einige Frauen im Publikum die Augen wischten. Gegen Ende griffen sogar einige Herren zum Taschentuch. Danach gab es Beifall. Alle klatschten begeistert in die Hände. Manche standen sogar auf. Ich weiß nicht mehr, wie viele der Gäste mir anschließend sagten, wie »happy for you« sie seien, wie sehr sie sich für mich freuten. Dass sie nach jahrelangen Investitionen in die Firma nun endlich am Erfolg teilhaben konnten. Einige verrieten mir ganz offen, dass sie selbst schwerhörig seien oder Kinder hätten, die ebenfalls Hörgeräte trugen.

In diesem Moment keimte zum ersten Mal der Entschluss in mir auf, nicht nur Ärztin werden zu wollen, sondern Chirurgin. Ich wollte andere operieren und implantieren, ihnen das ermöglichen, was mir geschenkt wurde. Ich hatte mir seit meiner Kindheit eine Lösung für meine Höreinschränkung gewünscht. Und nun hatte ich sie in der Hand, besser gesagt in meinem linken Ohr. Ich hatte es nach über 15 Jahren endlich geschafft. Ich hatte den Berg erklommen. Das einzig Sinnvolle würde nun sein, anderen auch auf diesen Berg hinaufzuhelfen. Hier, am anderen Ende der Welt, hatte man erkannt und verstanden, dass es mehr zum Hören benötigte als ein Hörgerät im Gehörgang. Und je mehr Menschen in diese Firma investierten, desto mehr Geld konnte in die Entwicklung und Forschung des Implantates fließen. Mit Geld selbst konnte ich nicht dienen, aber mit Engagement. Ich hatte in diesem Moment für mich beschlossen, alles dafür zu tun, dass dieses Implantat noch besser wird. Am selben Nachmittag bekam ich die Gelegenheit, mit einem weiteren Geschäftsmann zu sprechen, der ebenfalls schwerhörig war. Er war äußerst unzufrieden mit seinen Geräten. Ähnlich wie ich hatte er Probleme zu telefonieren, der Klang störte ihn und auch er litt unter dem ständigen Druckgefühl und den schmerzhaften Entzündungen. Zum einen tat mir dieser Mann unendlich leid. Ich konnte nachvollziehen, wie es ihm ging. Zum anderen gab mir dieses Gespräch selbst so viel Kraft. Ich kann gar nicht beschreiben, was es mir bedeutete, endlich das Gefühl zu haben, nicht mehr allein zu sein. Da gab es Menschen, die mich verstanden. Die meine Sorgen nicht abtaten, die mir nicht augenrollend erklärten, dass ich mich doch bitte nicht so anstellen solle. Und diese Menschen hatten die finanziellen Mittel, genau daran etwas zu ändern. Daran wollte ich teilhaben. Es schien mir, als hätte ich zwei große goldene Flügel bekommen, um wie Phönix aus der Asche loszufliegen.

Trotz des positiven Feedbacks meines ersten Vortrags begann ich meine Rede mit Josés Hilfe zu überarbeiten und betrat die Bühne mit jedem Mal etwas selbstbewusster. Es ging mir nicht darum, eine gute Show hinzulegen. Ich wollte vielmehr, dass mich die Investoren wirklich verstanden. Dass es greifbar für sie wurde, in was sie hier eigentlich ihr Geld investierten. Und diese Herzensmission sollte keineswegs wegen eines unzureichenden englischen Wortschatzes untergehen. Von Routine war dennoch nicht zu sprechen. Jeder Vortrag glich einer emotionalen Achterbahn. Alle diese Menschen nahmen aufrichtig Anteil an mir und meinem Schicksal. Nicht einer gab mir das Gefühl, minderwertig zu sein. Im Gegenteil.

Nie zuvor in meinem Leben hatte ich mich so wertgeschätzt gefühlt. Nie zuvor hatte ich eine derartige Freiheit empfunden. Ich musste mich nicht verstecken, sondern konnte meine Höreinschränkung öffentlich machen und bekam dafür Anerkennung. Und Respekt! In diesen zehn Tagen habe ich mich in dieses Land verliebt. Und ich beschloss zurückzukehren. Vielleicht sogar für immer.

Aber noch stand der Termin in Boulder, Colorado, bevor. Die Firmenbesichtigung bei Otologics. Ich empfand diesen Besuch als Privileg. Ich durfte mit eigenen Augen sehen, wo und wie das Glück in meinem Kopf erforscht, gebaut und produziert wurde. Ich bekam Einblicke, die sich jeder andere Medizinstudent nur erträumen konnte. Und ich lernte diese wunderbaren Menschen hinter der Technologie kennen. Um die Bekanntheit dieses Implantats zu erhöhen, wurde anschließend noch eine Art Werbefilm gedreht. Ein Interview, passend untermalt mit kleineren

Filmsequenzen. Für mich fühlte es sich ein bisschen an wie Hollywood. Mit mir als Star, als eben Trägerin dieses sensationellen Implantates! Ich glaube, schon allein deswegen wollte niemand, dass ich mich unwohl fühlte oder gar etwas nicht verstand. Alle waren zugewandt und freundlich. Alle sprachen ein glasklares und deutliches Englisch mit mir. Meine goldenen Flügel trugen mich noch ein bisschen weiter. Aber wie jeder Hollywoodfilm hatte auch diese Reise irgendwann ein Ende. Kaum hatten meine Mutter und ich den Flieger bestiegen, der uns von Phoenix aus über den Atlantik nach Frankfurt bringen würde, spürte ich einen fetten Kloß im Hals. Als schließlich die Triebwerke anfingen zu röhren und die Beschleunigung uns auf dem Rollfeld in die Sitze presste, konnte ich nicht anders. Der Kloß stieg nach oben und verursachte ein ziemliches Tränenbad auf meinem Gesicht. In Kürze würde das Märchen vorbei sein und ich wieder in Deutschland. Niemand würde die Zeit anhalten. Zurück in Hamburg fühlte sich der Nieselregen im Februar plötzlich noch viel kälter an als sonst. Ich war wieder allein. Die Stille erdrückte mich geradezu. Meine Mutter war von Frankfurt direkt nach Marburg zu sich nach Hause gefahren. Und ich verwandelte mich zurück in die schwerhörige und möglichst unsichtbare Studentin. Meine goldenen Flügel lagen wieder in der Asche. Zumindest fast. Denn die Zusammenarbeit mit Otologics ging zum Glück weiter. Das Beste: Ich wurde auf diverse Kongresse eingeladen. Normalerweise werden solche Fachtagungen von Fachärzten besucht. In Ausnahmefällen auch von Assistenzärzten, wenn diese beispielsweise wissenschaftliche Arbeiten präsentieren wollen. Studenten aber haben hier absolut nichts zu suchen. Dass ich mit meinen damals 24 Jahren sogar an speziellen Implantat- und Audiologiekongressen teilnehmen durfte, war schlichtweg der Hammer. Nichtsdestotrotz wollte ich nur eines: zurück nach Amerika. Ich wollte wieder mit den goldenen Flügeln fliegen. Über José Bedoya bekam ich den Kontakt zu Professor Herman Jenkins, Chefarzt der ENT-Abteilung (ENT= *Ear,*

Nose and Throat, also HNO-Abteilung) des universitären Krankenhauses in Denver. Wir trafen uns auf dem Internationalen CI-Kongress in Wien. Ich mochte ihn sofort. Er mich auch. Der Rest war Formsache.

In diesem vierwöchigen Praktikum in den USA merkte ich alsbald, wie antiquiert unsere hochgelobte deutsche Medizinerwelt in vielen Bereichen doch war. Schon damals, im Jahr 2006, gab es in den Kliniken so gut wie keinen Papierkram mehr. Alle Befunde waren im Computer des jeweiligen Behandlungszimmers abrufbar. Also das, was in Deutschland noch als revolutionär galt, nämlich eine digitale Krankenakte, war hier gängige Praxis. Es waren ausschließlich Ohrpatienten, die Herman Jenkins in seiner Sprechstunde versorgte. Er hatte mir sofort das Du angeboten. Ein für deutsche Kliniken unvorstellbarer Umstand, dass ein Chefarzt der Praktikantin anbot, ihn beim Vornamen zu nennen. Auch das allen geläufige »Herr Professor« verwendet in Amerika niemand. In Deutschland ist es dagegen selbst als Oberarzt ein Muss, den ranghöheren Chefarzt als »Herr Professor« anzureden. Erst wenn man ebenfalls die Professur erreicht hat, darf man denjenigen beim Nachnamen nennen und den Professor davor weglassen. Diese strenge Hierarchie, die der beim Militär gleicht, ist meiner Ansicht nach ein riesiges Problem. Es ist neben der schlechten Bezahlung einer der Hauptgründe dafür, wieso wir einen solchen Fachkräftemangel bei den Pflegekräften haben. In einem so sensiblen und stressigen Bereich wie der Medizin sollte nicht die Hierarchie das entscheidende Kriterium sein, sondern der Zusammenhalt. Gerade in lebensbedrohlichen Situationen und Notfällen. Ich weiß noch, wie ich Herman Jenkins sprachlos und mit offenem Mund anstarrte, als er mich eines Morgens fragte, ob ich auch einen frischen heißen Kaffee wolle ... Ich denke, dass das deutsche Gesundheitssystem hier noch einiges lernen kann. Besonders vielen der älteren Chefärzte in Deutschland täte es gut, wenn sie sich ein paar Prozent der Lockerheit ihrer amerikanischen Kollegen aneignen würden. Doch nicht nur menschlich war ich gefühlt auf einem anderen Planeten, auch fachlich waren die USA schlicht die Referenz. Eines meiner Highlights war, dass ich beim Einsetzen genau des Implantates, wie ich es trug, im OP zusehen durfte. Ich durfte Herman Jenkins über die Schulter sehen. Obwohl ich im Vorfeld von Dr. Maier ein Video meines eigenen Eingriffs erhalten hatte und zudem den Aufbau des Implantates sowie die Anatomie des Ohres ja nur allzu genau kannte, verstand ich kaum etwas von all dem, was er mir während des Eingriffs zu erklären versuchte. Und das lag ausnahmsweise mal nicht an meinem Gehör. Bei Implantationen wird das Ohr in der Regel hinter der Ohrmuschel aufgeschnitten und das Felsenbein – hier sitzen das Innenohr und das Gleichgewichtsorgan – freigelegt. Das ist wahrlich hochkomplex und nur mittels eines Mikroskops möglich. Ich starrte gebannt durch den kleinen Spion seitlich am Gerät und sah mir den blutigen knöchernen OP-Situs an sowie das aufgeklappte Ohr. Herman Jenkins erwies sich als geduldiger Lehrer. »Facial nerve«, erklärte er, danach »the ossicles« und »round and oval window«, also zu Deutsch Gesichtsnerv, Gehörknöchelchen und rundes sowie ovales Fenster. Das sind die wichtigsten Strukturen im Mittelohr und in der Hörschnecke. Allerdings hatten diese keinerlei Ähnlichkeit mit den Abbildungen in meinen Anatomiebüchern. Anders als bei »großen« Operationen erkennt man hier im Grunde gar nichts. Sich zu orientieren, dauert sehr lang. Ich war trotzdem fasziniert. Wieso, kann ich nicht erklären. Es zog mich einfach unglaublich an.

Mindestens genauso faszinierend war die Erstaktivierung des Gehörs eines Kindes nach dessen Cochlea-Implantation. Auch hier durfte ich mit dabei sein. Eine Erstaktivierung ist ein langwieriger Prozess und kann mehrere Tage dauern. Die dortige Audiologin war darauf spezialisiert, jene Cochlea-Implantate punktgenau zu programmieren. Sie war eine

Koryphäe auf ihrem Gebiet und obendrein mit einer Engelsgeduld gesegnet. Weil Babys logischerweise nicht sprechen können, musste sie anhand jeder noch so kleinen Regung im Gesicht des Neugeborenen ihre Einstellungen präzisieren. Wenn das Baby schreit, wird zu viel Strom auf die Hörnerven gegeben. Der Lidreflex ist ein Zeichen dafür, dass die Implantate zu laut sind. Ein Kind darf keinesfalls überstimuliert werden, da sonst andere Bereiche der Hirnnerven mit erregt werden. Im Falle des Gesichtsnervs zuckt die linke oder rechte Gesichtshälfte, sobald der Sprachprozessor, also das Gerät hinter dem Ohr, benutzt wird. Wird das Kind dagegen zu wenig stimuliert, bleibt der Hörerfolg aus. Bei der Audiologin drehte das kleine Würmchen den Kopf in die Richtung seines aktivierten Ohres. Das war ein gutes Zeichen. Heutzutage wird diese Messung zusätzlich anhand der Hirnströme noch während der Implantation in Narkose durchgeführt, allerdings sind auch das nur Richtwerte.

Die Klinik in Denver lag 30 Minuten Autofahrt südlich von der Firma Otologics in Boulder entfernt. Seit meinem letzten Besuch hielt ich regen Kontakt zur dortigen PR-Abteilung. Ich fühlte mich nach wie vor verpflichtet, mich für den Erfolg des Implantates einzusetzen, und bot auch erneut meine Hilfe an. Zudem, und da bin ich ehrlich, war ich schlicht neugierig. Ich wollte die neuen Entwicklungen verfolgen, darunter der Plan, eine drahtlose Aufladung zu ermöglichen. Beispielsweise über eine im Schlafzimmer verlegte Ringschleife. Oder über ein spezielles Kissen. Auch daran, dass das Telefonieren drahtlos direkt in das Implantat übertragen werden könnte, wurde geforscht. Heute ist dies für die meisten Cochlea-Implantat-Prozessoren tatsächlich tägliche Realität geworden. Aber es gab noch einen weiteren, leider unschönen Grund, der mich zurück zu Otologics führte: Ich hatte Probleme mit dem Akku meines Implantats. Die Laufzeit verkürzte sich sukzessive. Ich lud es zum Schluss sogar die ganze Nacht über auf, dennoch lag die Nutzungsdauer tagsüber nur noch bei fünf Stunden. Der Fehler war schnell gefunden: eine poröse Stelle der Silikonverkleidung rund um den Lithiumionen-akku. Durch die Löcher in der Silikonverkleidung traten Lithiumionen aus. Das war ungefährlich für mich als Trägerin, aber die Leistung der Batterie ließ dadurch eben rapide nach. Zu deren Verteidigung muss ich erwähnen, dass ein Zulieferer die Silikonhülle gefertigt hatte, nicht Otologics selbst. Die nächste Generation des Implantates hatte diesen Umstand bereits behoben. Die Verkleidungen wurden ausgetauscht. Ich aber musste erneut unters Messer.

Zurück in Deutschland, lag ich gerade mal 22 Monate nach meiner Erstimplantation erneut auf dem OP-Tisch. Der Operateur war dieses Mal ein Oberarzt der Klinik. Dr. Maier hatte mir bestätigt, dass es sich auch bei ihm um einen »eleganten Operateur« handeln würde. Um die OP-Zeit zu verkürzen und den Eingriff an sich zu minimieren, wurde geplant, nicht das gesamte Implantat auszutauschen, sondern nur den undichten Akku an sich. Nach zwei Stunden war in der Tat alles erledigt, das dauerte halb so lange wie meine erste Operation. Die erneute Einheilungsphase verringerte sich dadurch auf gerade einmal zwei Wochen. Grund zu jubeln gab es trotzdem leider nicht. Die Hörtests direkt vor und nach der Operation zeigten, dass die Hörleistung meines Innenohres deutlich abgenommen hatte. Deswegen nutzte auch mein Hörgerät fast nichts mehr. Und es sollte noch schlimmer kommen: Trotz Austausch des Akkus klang alles um mich herum viel zu leise. Das Gerät mittels Fernbedienung auf die höchste Lautstärke zu stellen, brachte keinen Vorteil. Mit dem nächsten Arztbesuch folgte auch die nächste Hiobsbotschaft. Die Messungen hatten ergeben, dass etwas mit dem Stimulator nicht stimmte. Es sah so aus, als ob das Gerät nicht nah genug an meinen Gehörknöchelchen saß. Die Knöchelchen wurden bei der Aktivierung somit nur leicht gestreift und daher nicht genügend stimuliert. Ähnlich wie wenn einem Auto die Räder fehlen. Da kann der Motor so viel Gas geben, wie er will. Er schubste lediglich verzweifelt gegen die Achse, aber er kam nicht einen Millimeter vom Fleck. Was das für mich bedeutete, war klar: eine dritte OP! Wieder Narkose, Abheilen, Hörgerät, das volle Programm. Und ohne eine Garantie, dass es dieses Mal funktionieren würde. Ich wusste, dass ich dieses Implantat unbedingt wollte. Und ich war mir bewusst, dass wir uns in der Testphase befanden mit mir als Studienteilnehmerin. Dennoch war ich enttäuscht. Ich war es gewohnt, für alles eisern zu kämpfen. Ich hörte die Worte meines Vaters in meinem Kopf: »Was, wenn es schiefgeht?« Ich erinnerte mich daran. Ja. Aber hatte ich denn eine Wahl?

Ich entschied mich für den Eingriff, allerdings ohne eine Vollnarkose. Der Arzt, der mich dieses Mal operierte, war ein Spanier. Der Beste auf seinem Gebiet, so wurde mir versichert. Er schlug vor, das Implantat mittels lokaler Betäubung freizulegen und nur die Position des Stimulators zu korrigieren. Dies sei für mich und meinen Kreislauf weniger belastend. Die Narkoseärzte würden dennoch im Saal stehen und konnten jederzeit eine Vollnarkose einleiten, sollte dies notwendig werden. Anästhesie »Stand-by«, sozusagen. Anfänglich wirkte alles routiniert. Ich bekam ein grünes Papiertuch über den gesamten Kopf geklebt, nur das Ohr blieb frei. Etwas sehen zu können, war nicht möglich. Das Implantat war zudem natürlich ausgeschaltet und das rechte Hörgerät musste ich ebenso aus meinem rechten Ohr nehmen. Ich hatte es schon einmal erlebt, wie es ist, nichts hören und gleichzeitig nichts sehen zu können, und ich dachte, ich würde es dieses Mal besser meistern. Aber keine Chance: Die beiden wichtigsten Sinne zeitgleich einzubüßen, ließ in mir pure Panik aufsteigen. Es dauerte für mein Empfinden ewig, bis er begann, das Betäubungsmittel einzuspritzen. Er musste viermal nachstechen, um die Lokalanästhesie zu verstärken. Das war zu viel. Ich begann zu zittern, erst nur wenig, dann am ganzen Körper. Doch dann spürte ich eine warme, ältere Hand auf der meinen. Diese Berührung kam wie aus dem Nichts. Und sie tat so gut. Ohne auch nur ein Wort zu hören, merkte ich, wie mein Angstlevel zu sinken begann. Besonders als der Bohrer auf meiner Schädeldecke brummte und vibrierte, wäre ich am liebsten ohnmächtig geworden. Es war diese unbekannte Hand, die das verhinderte. Man sollte als Arzt niemals vergessen, wie wertvoll diese kleinen Gesten sind. Trotz oder vielmehr aufgrund dieser rettenden Nähe traute ich mich, doch um eine Vollnarkose zu bitten. Jemand zog das Tuch zur Seite. Ich atmete auf. Sortierte dankbar meine Sinne und war Sekunden später durch das Narkotikum erlöst. Im Nachhinein hatte es sich herausgestellt, dass eine Vollnarkose sowieso unumgänglich war. Das Implantat war nicht nur verrutscht, es war defekt. Eines der zuführenden Kabel zum Stimulator war beschädigt. Kein Wunder, dass es nicht funktionierte. Also wurde mein gesamtes Implantat ausgetauscht. Das einzig Gute an dieser Situation war, ich hatte aus der Sicht des Patienten am eigenen Leib erfahren, was ein solcher Defekt bedeutete. Die erste Hörtestkontrolle am nächsten Tag brachte allerdings nicht das gewünschte Ergebnis. Man wolle zwar unbedingt die Wundheilung abwarten, wurde ich beruhigt, nichtsdestotrotz hörte ich von da an noch schlechter. Auf beiden Ohren. Sehr viel schlechter. Und es sollte auch nicht mehr besser werden. Aus heutiger Sicht weiß ich, dass mein Gehör zu diesem Zeitpunkt bereits zu beschädigt war, um noch ausreichend gut mit dem Implantat hören zu können. Acht Wochen später, nach der erneuten Aktivierung des Implantates, hatte ich es schwarz auf weiß. Das Ergebnis war nicht überraschend, aber dennoch ernüchternd. Trotz voller Lautstärke verstand ich so gut wie nichts. Entweder klang es zu leise oder schlicht verzerrt. In den nächsten Tagen und Wochen musste ich mir schließlich selbst eingestehen, dass ich so nicht mehr zurechtkam. Ich konnte einem Gespräch mit mehr als einer Person, die mich zudem direkt ansprach, partout nicht folgen. Bestand nur das geringste Nebengeräusch, musste ich kapitulieren. Mir war bewusst, dass ich mit solch einem Sprachverstehen auf keinen Fall als Ärztin in einer Klinik arbeiten könnte. Wie sollte ich denn meine Patienten verstehen? Wie meine Kollegen? Eine Frühbesprechung mit bis zu 20 Ärzten? Wie zur Hölle sollte das auch nur im Ansatz funktionieren? Ich hatte zwei Möglichkeiten: Entweder erklärte ich nach all den mühevollen Jahren meinen Traum, als Ärztin zu arbeiten, offiziell für gescheitert. Oder ich musste mich als schwerhörig outen und zu einem konventionellen Hörgerät wechseln. Über 15 harte Jahre hatte ich darum gekämpft, keines dieser fleischfarbenen Oma-Hörgeräte tragen zu müssen. Einen Tod musste ich sterben. Ich entschied, dass die Ärztin in mir weiterleben sollte. Auch wenn ich es grundsätzlich ablehnte, auch nur ein einziges weiteres Mal meinen Gehörgang zu verschließen, es blieb mir nichts anderes übrig.

Von einem Akustiker in Hamburg bekam ich zeitnah ein ziemlich großes Hinter-dem-Ohr-Gerät, kurz HdO, angepasst. Zwar war es nicht fleischfarben, aber es war genau jenes Modell, das ich schon als Kind nie haben wollte. Dazu kam ein Ohrpassstück in der Größe einer 5-Cent-Münze. Es gibt auch Hörgeräte, die den Gehörgang nicht mehr ganz verschließen. Dabei wird nur eine Art Sieb eingesetzt, sodass jederzeit Luft an die Haut kommt, also eine offene Versorgung. Leider war damit für mich alles viel zu leise. Selbst Geräusche wie Autos oder Lkws hörte ich damit kaum. Bei meinem hochgradigen Hörschaden blieb nur Modell »Oma«. In XXL! »Dieses Gerät hier bietet die ausreichende Verstärkung«, erklärte mir der Akustiker stolz. Und ich? Saß nun da mit diesem verhassten Gerät vor mir. Alles in mir fiel zusammen. Dazu kostete diese Technik über 4000 Euro. Meine Krankenkasse übernahm nur einen Bruchteil. Die Ironie an der Sache war, dass ich damit nicht mal wirklich gut hören konnte. Im Gegenteil: Als ich fragte, ob man das Gerät besser einstellen könnte, erntete ich bloß ein Kopfschütteln. »Das geht nicht mehr besser. Das Gerät verstärkt nur, was da ist. Und wo nichts ist, kann man nichts mehr holen. Sie hören schlicht zu schlecht!« Obendrein bekam ich eine Woche später, wie befürchtet, eine Gehörgangsentzündung. Salbenstreifen. Antibiotika. Kortison, das volle Programm. Mir war elend zumute. Von da an kratzte ich mir in meiner Wohnung mittlerweile jeden Abend die Ohren blutig. Auf die Blutkrusten setzte ich am nächsten Morgen wiederum das Hörgerät. Es musste schließlich weitergehen. Es half nichts. Eine andere Lösung gab es nicht. Und ich ging sogar noch den allerletzten Schritt und besorgte mir eine zusätzliche Funkanlage. Wenn ich die Patienten mit Hörgeräten nicht mehr verstand, musste ich mir eben einen zusätzlichen Verstärker umhängen. Ein kleines schwarzes Kästchen mit einem Kabel, das ich um den Hals trug und das den Schall über eine Induktionsspule in meine Geräte übertrug. Das Mikrofon musste der Patient tragen. Am letzten Punkt scheiterte ich dennoch kläglich. Manche Patienten hatten die Befürchtung, dass ihr Gespräch aufgezeichnet wurde, andere fühlten sich schlicht unwohl bei dem Gedanken, in ein Mikro zu sprechen. Kurz gesagt: Mit der FM-Anlage zu praktizieren, war nicht alltagstauglich.

Ich wusste längst, was nun zu tun war, auch wenn ich mich dagegen sträubte. Ich hatte inzwischen eine der begehrten Stellen als Assistenzärztin in der HNO-Klinik der Medizinischen Hochschule Hannover und dem Deutschen Hörzentrum, welches dazugehörte, ergattert. Dort gab es gleich zwei ertaubte Kollegen, die bereits mit Cochlea-Implantaten versorgt waren. Als einer der beiden in einer Frühbesprechung herzlich mitlachte, als ein Kollege sich einen Witz erlaubte, während ich in der Ecke stand und mal wieder nichts verstand, suchte ich endlich das Gespräch mit ihm. Es war klar, dass er deutlich besser hörte als ich. Obwohl er im Vergleich zu mir beidseitig taub war. Ich verfügte ja immerhin noch über ein Restgehör. »Wie klingt das für dich?«, fragte ich. »Ganz normal!«, antwortete er mit der größten Selbstverständlichkeit. »Aber da ist doch eine Elektrode im Ohr. Das muss doch künstlich klingen?«, bohrte ich weiter. »Nein. Na ja, vielleicht am Anfang. Aber jetzt klingt für mich alles ganz natürlich.« Ungläubig schüttelte ich den Kopf. Ich suchte noch das Gespräch mit dem anderen Kollegen, der ebenfalls auf beiden Ohren implantiert war. Auch er war hochzufrieden mit seiner Entscheidung. Einen Unterschied allerdings gab es: Meine beiden Kollegen waren vor ihrer Implantation bereits ertaubt. Ich dagegen konnte mit meinen Hörgeräten immer noch minimal hören. Wenn allerdings erst die Elektrode in meiner Hörschnecke steckte, was die Grundvoraussetzung für ein Cochlea-Implantat ist, könnte ich – nach damaligem Wissensstand – ein Hörgerät nicht mehr nutzen. Ich wäre ab sofort taub. Beidseitig. Jede andere Option wäre nach diesem Eingriff versperrt. Und es gab keinen Weg zurück. Ausprobieren konnte man das Cochlea-Implantat nämlich nicht. Ich musste ein Risiko eingehen, zu dem ich bislang nicht bereit war. Es war die einzige Oberärztin der Klinik, die mir endlich einen Ausweg aufzeigte. Sie war immer schon sehr früh im Haus. Meine Kollegen aus dem Deutschen Hörzentrum sprachen von fünf Uhr morgens. Allein davor hatte ich einen Heidenrespekt. Zudem war sie Mutter von zwei Kindern. Sie kam mir vor wie ein Wunder. Mir waren von Kindesbeinen an, seit ich Patientin in HNO-Kliniken war, immerhin seit 20 Jahren, nur sehr wenige Oberärztinnen und natürlich nicht eine einzige Chefärztin begegnet. Obwohl wir im Studium immer deutlich mehr Mädels gewesen waren als Jungs, gab es ausschließlich Männer, die in den Entscheidungspositionen saßen. Sie wirkte nett. Also beschloss ich, ihr mein Vertrauen zu schenken. Ich stellte ihr zu Beginn unzählige Fragen zum Cochlea-Implantat. Wie ich damit hören würde, was damit möglich war oder eben nicht. Konnte ich damit schwimmen? Was, wenn ich mit dem Kopf unter Wasser bin? Jede meiner Fragen hatte sie beantwortet. Schließlich gestand ich ihr, dass ich meine Patienten kaum noch verstehen konnte. Dass es mir teilweise nicht mal mehr gelang, eine Anamnese zu erheben. Sie bot mir daraufhin ganz spontan eine Stelle im Controlling an: »Bei der Klassifizierung von Akten müssen Sie gar nichts hören«, sagte sie. »Sie müssen NICHT hören.« Plötzlich fiel der Groschen. Aus meinen tränennassen und geröteten Augen heraus sah ich sie verdutzt an. Sie wiederholte: »Sie müssen das nicht. Nehmen Sie sich aus diesem Stress heraus. Eine Implantation lässt sich nicht erzwingen. Lassen Sie sich Zeit mit Ihrer Entscheidung.« Ich brauchte einen Moment, um mich zu sammeln, um den Sinn ihrer Worte zu verstehen. Mit einem Mal erhob sich in mir riesengroßer Widerstand. Wie ein bockiges Kind, das sich aufrichtete und mit fester Stimme rebellierte: »NEIN, auf keinen Fall! Ich will hören!« Sie lächelte.

Besagte Oberärztin war es auch, die mir bei unserem Chefarzt einen Termin besorgte. Der Chefarzt des weltweit größten Hörzentrums und des Deutschen Hörzentrums Hannover operierte seine Mitarbeiter selbst. Und ein Zimmer auf der Privatstation gab es on top. Das machte den Eingriff für mich nicht leichter, aber etwas angenehmer. Ich bekam einen Termin in sechs Monaten. Die Warterei sollte sich lohnen. Der Chefarzt nahm sich überraschend viel Zeit für mich. Geduldig erklärte er mir jeden Operationsschritt. Wir sprachen darüber, welche Elektrode für mich am sinnvollsten sei. Und mit welchem Ohr wir beginnen sollten. Ich fragte ihn obendrein, ob er mir nicht zumindest einen Teil des Carina-Implantates belassen könnte. »Also damit wären Sie dann wirklich die weltweit Erste ...«, sagte er. Mir gefiel es, dass er bereit war, jegliche Option mit mir zu diskutieren. Auch wenn Letzteres nicht ganz ernst gemeint war. Denn natürlich war mir bewusst, dass mein Carina-Implantat entfernt werden musste, um das Cochlea-Implantat einzusetzen. Trotzdem versprach er mir, zu versuchen, mein restliches Gehör zu erhalten. »Aber die Struktur der Elektrode gibt das eigentlich nicht her. Sie müssen damit rechnen, das Restgehör zu verlieren.« Die Operation war für drei Stunden angesetzt, es wurden über fünf.

Im Saal selbst hatte sich zeitweise das gesamte HNO-Team versammelt. Das Interesse war riesig. Schließlich war dieser Eingriff bis dahin weltweit einmalig. Das Carina-Implantat an sich war bereits eine Neuheit, ich war wie gesagt erst die dritte Person weltweit, die damit implantiert wurde. Dieses zu entfernen und an dieser Stelle in derselben Operation ein Cochlea-Implantat einzusetzen, war daher selbst für diesen erfahrenen Chirurgen alles andere als Routine. In dem Moment, als der Chefarzt die Elektrode unter dem Mikroskop vorschob, Millimeter für Millimeter, Sekunde für Sekunde, war es totenstill im Saal. Alle Kollegen starrten auf den am Mikroskop angeschlossenen Monitor. Nur das EKG der Anästhesie machte ganz leise »bip ... bip ... bip ...«. Selbst der Chefarzt hielt den Atem an. Jede noch so kleine Regung oder Bewegung konnte zu einer zusätzlichen Traumatisierung der verbleibenden Haarzellen führen. Der Chefarzt sog noch einmal scharf die Luft ein. Noch ein letzter Millimeter. Er atmete aus. Geschafft. Von alldem bekam ich nichts mit, ich schlief tief und fest. Aber mir wurde noch Tage später dieser spektakuläre Eingriff von allen Seiten detailliert und voller Begeisterung geschildert. Der Audiologe im Saal übernahm schließlich wenige Minuten später die erste Messung noch während der Narkose. Ich hatte bereits erzählt, dass diese Methode ein großer Vorteil der Operation ist: Man misst nicht nur, ob das Implantat vollständig intakt und funktionsfähig ist, sondern ebenso, ob der Patient damit hören kann. Der Audiologe gibt über die eingesetzte Elektrode elektrische Impulse über den Hörnerv zum Gehirn. Er kann somit ableiten, ob der Ton im Gehirn auch wirklich angekommen ist. In meinem Falle war alles in Ordnung, die Messergebnisse sorgten für allseits zufriedene Gesichter. Zurück im Zimmer, war ich heilfroh, dass mir nicht übel war. Die Schmerzen hielten sich in Grenzen. Allerdings hatte ich einen dröhnenden Tinnitus im Ohr. Als ich das erste Mal aufstehen wollte, merkte ich zudem, wie ich meinen ganzen Körper latent nach links neigte. Ich hatte keinerlei Gefühl mehr für meine Körpermitte. Die Balance war völlig weg, ein totaler Linksdrall. Der Grund dafür war mir sofort bewusst: Ich hatte die restliche Funktion meines Gleichgewichtsorgans auf der linken Seite verloren. Auch die Hörmessung in der Audiologie am folgenden Tag bestätigte, was mir der Tinnitus bereits kreischend zurief: Das linke Ohr war und blieb taub. Vollends. Es gab zwar noch ein wenig Hoffnung, dass nach Abschluss der Wundheilung eine gewisse Erholung eintrat, aber diese Chance ging gegen null. So war es auch.

Bis zur Aktivierung des Implantates mussten wir die Wundheilung von etwa vier Wochen abwarten. Da ich mich kaum auf den Beinen halten konnte, der Tinnitus mir beinahe den Verstand raubte und ich mit einem Resthörvermögen von weniger als 40 Prozent auf dem rechten, juckenden Ohr selbst dann nichts mehr verstand, wenn man direkt vor mir stand und mich anschrie, verkrümelte ich mich zu Hause auf die Couch. War es ganz ruhig, rauschte es. Versuchte ich mich irgendwie zu unterhalten, rauschte es erst recht. Nichts hören half nicht. Etwas hören genauso wenig. Die Tage wurden länger und länger. Ich ließ mir hoch dosiertes Kortison spritzen. Holte mir Ginkgo-Präparate aus der Apotheke, die in der Phytotherapie gegen Tinnitus angewendet werden. In keinem Buch, keiner Fachzeitschrift fand ich eine gute Empfehlung. Es half alles nichts. Nach zwei Wochen Dauerrauschen im Ohr war ich fast am Verzweifeln. Dann hatte ich eine Idee: Ich kramte meinen Kopfhörer heraus. Einen sogenannten Noise-Cancelling-Over-Ear-Kopfhörer. Ein echtes High-End-Modell. Sauteuer, mit extrem guter Sprach- und Klangqualität. Ich setzte ihn auf, stöpselte ihn in die Audiobuchse des Fernsehers und schaltete ihn ein. Ich testete daraufhin die unterschiedlichsten Dinge. Ich versuchte mich zu erinnern, wie Tinnitus im Gehirn entsteht und was vermutlich zum Erfolg führen könnte. Tatsächlich: Meine Lieblingsserie auf DVD, die mein Gehirn in- und auswendig kannte, verknüpfte mein Unterbewusstsein beziehungsweise mein Tinnitus endlich mit Entspannung. Ich schaltete zusätzlich die Untertitel ein und regulierte die Lautstärke. Der Ton auf dem rechten Ohr war gerade so laut, um den Tinnitus links zu überdecken. Yeah! Das funktionierte! Die restlichen zwei Wochen verbrachte ich ziemlich relaxt und fast ohne Tinnitus meine Lieblingsserie glotzend vor dem Fernseher. Sogar nachts konnte ich einigermaßen schlafen. Dem seit der Operation bestehenden Ungleichgewicht versuchte ich zusätzlich mit einer einfachen Übung entgegenzuwirken – indem ich den Linksdrall ignorierte. Bevor ich morgens aus dem Bett aufstand, suchte ich mir einen Punkt an der Wand gegenüber. Ich fixierte ihn mit den Augen und stand langsam auf. Ich hatte als Sportlerin damit nur wenig Probleme. Und ich übte weiter. Auf einem Bein stehen oder über eine Linie zu laufen wie beispielsweise den Rand meines Teppichs.

Kurz vor Weihnachten saß ich schließlich in diesem trostlosen Zimmer des Deutschen Hörzentrums. Das Implantat wurde aktiviert. Ich hörte meinen Atem, das Klopfen meiner Fingerkuppen und ja, ich hörte Micky Maus. Ich muss heute noch lachen, wenn ich an diese Stimme zurückdenke.

Im Juli 2010 folgte schließlich eine weitere Operation, das Implantat für mein rechtes Ohr. Ich hatte mich bereits nach wenigen Wochen dazu entschlossen, nicht nur einseitig implantiert sein zu wollen. Ich wollte meine 100 Prozent. Ich beantragte eine Kostenübernahme durch die Krankenkasse. Vier Monate nach meiner linksseitigen Erstaktivierung hatte ich den Zettel mit der Zusage in der Hand. Inzwischen war ich Assistenzärztin im zweiten Jahr und verfügte über einen deutlich breiteren Wissensstand. Ich erfuhr, dass eine völlig neue Elektrode entwickelt wurde. Wesentlich kürzer und dazu filigraner als jenes Modell in meinem linken Ohr. Da diese Elektrode für den offiziellen Markt noch nicht verfügbar war, sprachen wir von der sogenannten FlexHannover-Elektrode. Flex von flexibel. Sie war mit bloßem Auge kaum zu erkennen. Abgesehen von der Größe hatte diese flexible Elektrode einen entscheidenden Vorteil: Mit ihr konnte nicht nur mein Restgehör erhalten bleiben, ich könnte es auch nutzen. Würde ich mein rechtes Restgehör verlieren, wäre ich endgültig und für immer beidseitig taub. Dann würde ich mich nicht einmal mehr selbst schreien hören. Ein angsteinflößender Gedanke. Für diese neue Elektrode war das äußere Cochlea-Implantat, also der Sprachprozessor, dementsprechend umgebaut worden: in ein Hybridmodell. Wie bei einem Auto, das mit Strom und Benzin betrieben werden kann, kann ebenso ein Ohr auf zwei Wegen hören – akustisch durch das Hörgerät und elektrisch durch die Elektrode des Implantates. Dadurch, dass die Elektrode nur partiell in die Schnecke vorgeschoben wird, bleibt der Rest des Gehörs, also die Schneckenhausspitze quasi, erhalten. Diese kann mit einem Hörgerät maximal genutzt werden, muss aber nicht. Ich hatte sowieso niemals wieder vor, ein Hörgerät zu tragen. Aber der Gedanke, dass ich es für den Notfall könnte, war tröstlich. Im Sommer war ich die weltweit zweite Patientin, die jene neuartige FlexHannover-Elektrode implantiert bekam. Ich spielte ein wenig die Beleidigte, dass ich wieder nicht die weltweit erste Person sein durfte, aber das war natürlich nur Spaß. Das Wichtigste war, dass die Operation gut verlief. Die Organisation hatte ich selbst übernommen. Ich hatte den Aufklärungsbogen vorbereitet, besprach mich mit den Schwestern. Dennoch fühlte es sich ein wenig eigenartig an, seinen eigenen Namen auf den Operationsplan zu schreiben. Es war fast so, als würde ich meine eigene Bestattung planen. Na ja, in gewisser Weise würde ich ja auch etwas beerdigen. Mein altes Leben mit kaputten Ohren.

Am Tag der Implantation war ich um ein Vielfaches aufgeregter als beim ersten Mal. Ich wusste schlicht zu viel. Es ging mir obendrein nicht mehr nur um das Hören an sich, nein, ich wollte so gut hören wie nur irgend möglich. Am besten perfekt. Der Eingriff lief wie im Bilderbuch. Drei Stunden, null Komplikationen. Mein Restgehör wurde erhalten. Vollständig. Ich war erleichtert, dass ich dieses Mal nur einen leichten Rechtsdrall verspürte. Ich bemerkte es beinahe nicht. Umso überraschender war das Ergebnis nach der Aktivierung. Es konnte bei einem Gleichgewichtstest keine Funktion mehr in den Gleichgewichtsorganen festgestellt werden. So unglaublich sich das liest: Ich lebe seither ohne jegliche Funktion in meinen Gleichgewichtsorganen – und das ohne Schwindel! Ich kann mit einem Bein hüpfend balancieren, problemlos. Sogar wenn ich während einer kurvigen Autofahrt als Beifahrerin ein Buch lese, wird mir nicht schwindelig. Wieder einmal zeigte sich, wie gut der Körper ausgefallene Funktionen kompensieren kann. Ich war heilfroh, dass ich in diesem Falle so davonkam. 100-prozentiges Gehör. Auf beiden Ohren. Und noch etwas Restgehör auf dem rechten Ohr. Man darf auch mal Glück haben.

KAPITEL 5

NACHTSCHICHT? NICHT MIT DIR

Alltag einer hörgeschädigten Ärztin

Meine Zeit als Assistenzärztin am Deutschen Hörzentrum Hannover hatte zwei Kapitel: eines vor und eines nach meiner Cochlea-Implantation. Wirklich einfach war keines von beiden. Ich begann 2009 direkt auf der Tumorstation, damals noch mit meinem zum damaligen Zeitpunkt bereits nutzlosen Carina-Implantat. Jeder Assistenzarzt muss im Laufe seiner Facharztausbildung alle Stationen mindestens einmal durchlaufen. Dass ich ausgerechnet auf der Krebsstation beginnen musste, war Zufall, aber dennoch bitter. Du wirst als »normale« HNO-Ärztin eher selten mit dem Tod konfrontiert. Immerhin hatte ich diese Station dann hinter mir und konnte in sechs Monaten wechseln. Zwar kannte ich mich durch meine bisherigen Famulaturen und Praktika bereits mit Tumorpatienten aus. Aber neben meinem Hörproblem an sich verhielt es sich mit Tumoren im Kopf-Hals-Bereich leider so, dass diese häufig eine eingeschränkte Sprechfähigkeit bedingen. Tumore auf den Stimmbändern führen schon im Frühstadium zu Heiserkeit. Tumore im Rachen und an der Zunge zu einer stark veränderten Stimme. Manche bekommen den Kehlkopf entfernt und müssen nach der Operation mit einer Art Sprechventil wieder neu sprechen lernen. Was für mich nicht weniger schwer zu verstehen war. Dazu kommt, dass der große Teil der Tumorpatienten sehr anspruchsvoll in der Behandlung ist. Es geht um Leben und Tod. Viele haben Grunderkrankungen, nehmen mehrere Medikamente, es kommt häufiger zu Komplikationen. Der typische Cochlea-Implantat-Patient ist meist gut auf den Beinen und schnell wieder fit. Hier war eine völlig andere Art von HNO-Fachwissen gefragt. Obendrein wurde ich mit einem Klinik-Workflow konfrontiert, auf den ich so nicht vorbereitet war. Ständig wurde ich angefunkt und musste zurückrufen. Von Kollegen, Patienten, Angehörigen oder Pharmafirmenvertretern, die den Stationsarzt sprechen wollten. Kurzum: Es musste gefühlt rund um die Uhr telefoniert werden. Meine allseits bekannte Paradedisziplin. Ich hoffe, die Ironie ist verständlich. Besonders die damaligen Handtelefone ohne Wählstation hatten eine unglaublich miese Akustik und waren in ihrer Hörerlautstärke nicht veränderbar. Nur im Stationszimmer der Schwestern stand ein Telefon mit Wählstation. Es war schwarz und besaß eine Lautsprecherfunktion – meine Rettung. Meist versuchte ich, damit zurückzurufen. Allerdings musste ich dazu nicht nur den Lautsprecher auf maximale Lautstärke stellen, sondern mein rechtes (weil noch etwas besseres) Hörgeräteohr zudem ganz nah an den Apparat halten. Zu nah durfte ich wiederum nicht kommen, sonst fing das Gerät an zu pfeifen. Ganz ehrlich, professionell sieht anders aus. So reflektiert war ich. Vor allem weil jeder, der im Raum war, mein eigentlich vertrauliches Gespräch mit anhören konnte. Besonders die Schwestern sahen mich mehr als einmal verwundert an. Und so dauerte es nicht lange, bis jeder in der HNO-Abteilung wusste, dass ich schwerhörig bin. Ich war selbst darüber erschrocken, wie schlecht ich mittlerweile hörte. Wie gesagt: Dass mein neues Carina-Implantat mir keine ausreichende Verstärkung mehr bieten konnte, wusste ich. Aber ich fand mich damit ab, dass es nicht besser ging, und versuchte, wie gewohnt das Beste aus der Situation zu machen. Nur gegenüber den Patienten versteckte ich weiterhin mein Handicap. Zumindest versuchte ich es. Die meisten Patienten erwarten eine kompetente Ärztin und keine hilfsbedürftige Frau, wenn sie selbst schon mit ihrer Krankheit zu tun haben. Heute weiß ich, dass es Unsinn ist, aber zu dieser Zeit war mein misstrauisches Ich davon fest überzeugt. Ich fing an, stets Block und Stift griffbereit zu halten, damit die Patienten notfalls etwas aufschreiben konnten, wenn ich es so gar nicht mehr verstand. Die beste Taktik war daher: Gas geben und alles so schnell wie möglich abwickeln, damit gar kein Gespräch entstehen konnte, das mich in Verlegenheit gebracht hätte.

Zusätzlich zum regulären Dienst wurden die meisten Assistenzärzte in dieser Klinik bereits nach drei Monaten zum Nachtdienst eingeteilt. Mein Anspruch an mich selbst war klar: Ich wollte genau wie die anderen in die Nachtschicht. Nicht nur des Geldes wegen, nein, ich wollte zeigen, dass ich das packe. Dass ich mit meinen anderen jungen Kollegen mithalten kann. Die »Neuen« fingen hier mit dem Ambulanznotdienst an. Hierzu zählen Patienten, die häufig Nasenbluten oder Ohrenschmerzen haben. Auch Verletzungen im Hals-, Nasen-, Ohrenbereich sowie Fremdkörper, Blutungen oder Schwindel gehören dazu. Ich sah das zunächst nicht allzu kritisch. Ich hatte diese Fälle schon zahlreich in der Ambulanz miterlebt und es gab ja den »Hintergrund« auf Station, den ich anrufen könnte. Dazu muss man wissen, dass man als junger Assistent zumindest in dieser Klinik seine Nachtdienste nicht allein absolvierte, sondern dass ein dienstälterer Kollege, der in der Regel seit mindestens drei Jahren Nachtdiensterfahrung hatte, im Hintergrund die Station überwachte. Dieser Hintergrunddienst kümmerte sich darum, wenn zusätzlich auf einer der Stationen ein Arzt gebraucht wurde. Ich sprach daraufhin mit meinem Kollegen, um mich für den Nachtdienst einteilen zu lassen, und erntete direkt ein Kopfschütteln. »Veronika, wer in den Nachtdienst will, der muss es auch können!« – »Aber ich kann es«, protestierte ich. »Und ich werde es euch beweisen!« Damit war das Thema erledigt. Dachte ich ...

Mein erster Dienst fiel auf einen Mittwoch. Dies bedeutete, ich würde von Mittwochmorgen bis Donnerstagmittag auf der Station bleiben. Jedenfalls sofern kein weiterer Notfall versorgt werden müsste. Der Nachtdienst war beendet, sobald die Kollegen am nächsten Morgen zur Frühbesprechung erschienen. Den restlichen Donnerstag würde ich nutzen, um mich zu erholen und zu schlafen. Und am Freitag ging es dann mit dem regulären Dienst weiter. Bis eben zur nächsten Nachtschicht. Ich versuchte am Dienstag daher, nicht allzu spät nach Hause zu gehen, damit ich rechtzeitig ins Bett kam und ausgeschlafen war. Am Tag meines ersten Nachtdienstes war ich ein wenig nervös, auch wenn meine anfänglichen Ängste relativ schnell durch Angriffslust ersetzt wurden. Meiner leider eingeschränkten Wahrnehmung war es bis dahin nämlich entgangen, dass eine der Hintergrundärztinnen es besonders schockierend fand, wie schlecht ich hörte. Sie jedenfalls hatte sich konsequent geweigert, den Hintergrund in der Nacht zu übernehmen, wenn ich in der Ambulanz saß. Und nicht nur das. Sie hatte auch dafür gesorgt, dass kein anderer Kollege dies wollte. Von alldem ahnte ich noch nichts. Erst als der Kollege, der mich zum Nachtdienst eingeteilt hatte, auf mich zukam, zündete die Bombe. Wir standen mitten im Hauptflur der Klinik. Es war laut und zahlreiche Patienten passierten uns. Was er sagte, verstand ich aber sehr wohl. »Veronika, der Hintergrunddienst ist geschlossen dagegen, dass du Nachtdienste machst. Keiner möchte den Hintergrund übernehmen, wenn du in der Ambulanz bist!« Bäääm! Das hatte gesessen. Ich schluckte, starrte ihn an. Ich war so perplex, dass ich nicht einmal antworten konnte. »Wir haben daher beschlossen, dass ein Kollege dich heute begleiten wird. Falls du den Funker nicht hörst, wird er angefunkt«, fuhr er fort. Ich bekam also einen Anstandswauwau. »Aber ich höre den Funker! Außerdem vibriert er doch«, wehrte ich mich. Doch das schien nicht zu zählen. »Meine Kollegen bezweifeln es. Nun, wir werden es heute Nacht erleben, ob es funktioniert.« – »Und wer bekommt das Geld für den Nachtdienst?« – »Dein Kollege natürlich«, sagte er und verschwand. Fassungslos sah ich ihm noch eine ganze Weile hinterher. Der Funker war derart laut eingestellt, dass es mir im Ohr dröhnte, wenn dieser anging – zusätzlich zur Vibration. Kannten meine Kollegen etwa nicht den Unterschied zwischen nicht hören und nicht verstehen? Zudem gab es auf einer der Stationen ein Bett mit einem darunter montierten Vibrationsmotor, der mit dem Funkgerät verbunden war. Das hieß, wenn man Nachtdienst hatte und angefunkt wurde, wurde man aus dem Schlaf heraus ebenfalls durch eine Vibration geweckt. Ich konnte also während des Nachtdienstes schlafen, ohne Angst haben zu müssen, dass ich den ohnehin brüllend lauten Funker nicht hörte. Diese Vibrationsanlage war einer der Hauptgründe, wieso ich damals überhaupt in dieser Klinik arbeiten wollte. Ich war außer mir vor Wut. Und trotzig. Ich sollte die ganze Nacht bis morgen früh arbeiten und keinen Cent bekommen, während mein Kollege schlief? Denen würde ich es zeigen. Die ganze Nacht blieb ich in der Ambulanz, versorgte Patient um Patient. Alles lief unproblematisch. Ich konnte in den Pausen sogar mein Ohr lüften, schließlich war ich ja allein. Ich nutzte die restliche Nacht sogar dazu, einen kurzen Vortrag vorzubereiten, der in der Frühbesprechung gehalten werden musste. Es wurde erwartet, dass, nachdem von den Fällen aus der Nacht berichtet wurde, der Ambulanznachtdienst noch eine Art Referat über ein HNO-spezifisches Krankheitsbild hielt.

Ich hatte mich für eine Erkrankung der Speicheldrüse entschieden und mir bereits im Vorfeld einige Notizen dazu gemacht. Ich schaffte es tatsächlich, in der Frühbesprechung nicht nur aufrecht zu sitzen und von meinen ganzen Nasenblutern, Tinnituspatienten und jemandem mit Fremdkörper im Ohr zu berichten. Ich meisterte ebenso meinen Kurzvortrag. Es beklagte sich niemand. Es gab dazu auch keinerlei Grund. Ich hatte anschließend meinen Kollegen zum Schluss noch gefragt, ob er einverstanden wäre, mir die Hälfte der Nachtschichtzulage zu geben, da er ja die ganze Nacht geschlafen hätte. Er wollte darüber nachdenken. Das Geld sah ich nie. Dafür, und das war mir viel wichtiger, hatte ich mir den Respekt der anderen erkämpft.

Ich wurde zu weiteren Nachtdiensten eingeteilt. Ohne Anstandswauwau. Das war Fluch und Segen zugleich. Denn obwohl ich einen Sieg errungen hatte und meinen Aufpasser losgeworden war, hätte ich genau diesen in einem der nächsten Nachtdienste dringend benötigt. Ich bekam eine Schwindelpatientin auf einer Trage in die Ambulanz geliefert. Aufgrund der Übelkeit und natürlich ihres schlechten Allgemeinbefindens konnte sie fast gar nicht sprechen. Die wenigen Worte, die sie herauspresste, waren so leise, dass ich nichts verstand. Auch Lippenlesen brachte nichts. Ich bat sie, etwas lauter zu sprechen. Sie schüttelte den Kopf und brabbelte erneut etwas Unverständliches. Die Schwester hinter mir trippelte nervös von einem Fuß auf den anderen. Sie kannte mich und mein Hörproblem und merkte sehr wohl, dass ich gerade in einer ausweglosen Situation war. Was für ein Mist. Ich konnte die Akte bei der Anamnese doch nicht leer lassen. Einen Kollegen bitten war nicht möglich, und den Hintergrund anrufen? Der war zwar als

Notlösung für den Nachtdienst vorgesehen, aber jetzt, so mitten in der Nacht? O weh! Man würde sich höchstens wieder weigern, mit mir zusammenzuarbeiten. Mir lief der Schweiß den Rücken hinunter, ich überlegte fieberhaft, was ich mit dieser armen Frau machen sollte. Ich beschloss zunächst, sie ins CT zu schicken. Schließlich konnte ich so das Schlimmste ausschließen, nämlich einen Schlaganfall. Dann ließ ich sie auf die Station bringen und verordnete die Medikamente, die man eben sinnvollerweise beim Ausfall eines Gleichgewichtsorganes gibt. Meine Diagnose sollte sich zwar als richtig herausstellen. Nach diesem Ereignis war mir dennoch bewusst, dass es so nicht weitergehen konnte. Ich wollte als gleichwertige Kollegin wahrgenommen werden. Ich wollte so mitarbeiten wie meine Kollegen. Ich wollte sogar besser sein. Aber aller Anstrengung zum Trotz musste ich mir in dem Moment, als ich auf den Mund der armen Schwindelpatientin starrte, eingestehen, dass ich in der Sackgasse war. Dieses Erlebnis war ebenso einer der Auslöser, wieso ich mich später für ein Cochlea-Implantat entschied.

Auch ohne Nachtdienste war die Zeit als Assistenzärztin mitunter brutal. Ich kam immer später nach Hause. Meist erst gegen 20 Uhr, nicht selten erst um 21 oder auch mal – als Privatassistentin des Chefarztes – erst um 23 Uhr. Am nächsten Morgen klingelte um halb sechs der Wecker und um Punkt 6:45 Uhr ging der Kampf von vorne los. Nach vier Monaten als Assistenzärztin war ich so fertig, dass ich Bauchschmerzen bekam. An einem Wochenende. Das wenige Trinken tagsüber, der Schlafmangel, die permanenten Ohrenschmerzen und der ganze zusätzliche Hörstress hatten zu einer Blasenentzündung geführt. Ich hatte Blut im Urin und schreckliche Krämpfe, schluckte Antibiotika. Und ich versuchte, Schlaf nachzuholen. Ich spürte mehr und mehr, dass meine Tage in Hannover immer schwieriger für mich wurden. Meine Sehnsucht nach Hamburg wurde immer größer. Es war nun mal meine Traumstadt. Und als im

Mai des darauffolgenden Jahres der Hafengeburtstag im Fernsehen übertragen wurde und ich die großen Containerschiffe, das Schlepperballett und die Kreuzfahrtschiffe unter dem Feuerwerk sah, saß ich seufzend vor Sehnsucht auf meiner Couch. Na ja, es war vielleicht nicht nur Hamburg, das mir fehlte. Es war vor allem mein Verlobter, den ich bald heiraten wollte. Er wohnte an der Elbe, ich südlich an der Leine. Ich hatte inzwischen meine beidseitig implantierten Cochlea-Implantate und war bereit für die nächste Herausforderung. Ich hörte immer besser. Und, was fast noch wichtiger für mich war, ohne eine weitere Gehörgangsentzündung, ohne Schmerzen, ohne Juckreiz. Mittlerweile konnte ich sogar recht gut telefonieren. Noch nie zuvor hatte ich meine Anrufer so deutlich verstehen können. Ich hatte zudem erfahren, dass es einen neuen Oberarzt in der Hamburger Universitätsklinik gab, der sich auf Ohrchirurgie und Otologie spezialisiert hatte. Wieso ich keine Zweifel hatte, schon wieder in einer neuen Klinik anzufangen? Mit zwei neuen Ohren, Probezeit, neuen Kollegen und unklaren Arbeitsplatzbedingungen? Na ja, ich war und bin durch und durch vom Sternzeichen Schütze. Habe ich einmal den Bogen gespannt und ein Ziel, also den schwarzen Punkt in der Mitte der Zielscheibe, vor Augen, interessieren mich die Ringe drum herum nicht mehr wesentlich. Im September 2010 hatte ich mein Vorstellungsgespräch am UKE, also dem Universitätsklinikum Hamburg-Eppendorf. Ich unterschrieb einen Arbeitsvertrag und gleichzeitig einen Auflösungsvertrag in Hannover. Am 1. Dezember 2010 fing ich in Hamburg an.

Der Alltag eines Assistenzarztes war auch am UKE alles andere als ein Zuckerschlecken. Essen ging hier niemand. Pausen? Fehlanzeige. Das lag jedoch nicht an zu viel Ehrgeiz, sondern schlicht daran, dass wir immens unterbesetzt waren. Ich hätte vielleicht stutzig werden sollen, dass mich meine neuen Kollegen überschwänglich mit Sätzen wie »Wir sind so froh, dass du da bist« begrüßten. Alle gingen sie hier auf dem Zahnfleisch. Wie ich erfuhr, waren gleich fünf Stellen nicht besetzt. Aber ich ignorierte den Stress. Härter als in Hannover konnte es hier nicht zugehen, zumal meine Kollegen freundlich waren. Nach nur einer Woche wurde ich für Nachtdienste eingeteilt. Anders als beim Deutschen Hörzentrum gab es hier keine Funker mehr. Leider. Stattdessen hatte jeder Arzt ein eigenes kleines Mobiltelefon, das man während des Dienstes immer bei sich tragen musste. Der Vorteil war, ich konnte den Klingelton und die Hörerlautstärke so laut einstellen, wie ich es brauchte. Zusätzlich vibrierte das Handy, wie praktisch. Der Nachteil war, wenn es klingelte, musste man eben sofort rangehen. Sich einen ruhigen Platz zum Telefonieren zu suchen, fiel damit weg. Statt 24 bis 36 Stunden am Stück waren die Nachtdienste hier in Blöcke unterteilt. Stets drei bis vier Nächte hintereinander. Ich übernahm um 19 Uhr die restliche Arbeit des Spätdienstes und blieb bis morgens um 8 Uhr. Wie in Hannover war die Schicht allerdings erst nach der Übergabe beendet und auch nur dann, wenn nichts Akutes mehr anstand. Wenigstens wurde auf den Vortrag am Morgen verzichtet. Aber dazu hätte ich sowieso keine Zeit gehabt. Es gab fast 50 Bettenplätze allein für gesetzliche HNO-Fälle. Dafür standen in Hannover mindestens drei Assistenten plus Fellow plus Oberarzt und meist noch ein bis zwei Fachärzte zur Verfügung. Am UKE musste all dies von einem Assistenzarzt allein gemeistert werden. Was leider viel zu wenig war. Auch einen Hintergrunddienst gab es nicht. Bei Problemen sollte ich den diensthabenden Oberarzt anrufen, beispielsweise wenn eine Operation nötig war. Ansonsten war ich auf mich allein gestellt. Die meisten meiner Kollegen schliefen in den nächtlichen Ruhephasen. Ich traute mich das nicht. Ich hatte panische Angst, das Telefon nicht zu hören. Ein Vibrationsbett speziell für Hörgeschädigte wie in Hannover gab es hier nämlich nicht. Sowieso hatte am UKE kaum jemand Erfahrung mit dem Umgang mit Schwerhörigen. Wenn ich in Hannover einmal »Wie bitte?«, fragte, drehten sich alle meine Kollegen in meine Richtung, sprachen laut und deutlich und ließen mich ihren Mund sehen. Hier wurde ich aus reinem Nichtwissen eben nicht angesehen. Und wenn ich nachhakte, wurde geschrien – was eine Katastrophe für einen frisch implantierten CI-Träger ist. Man hört alles laut genug, aber eben noch ungewohnt und künstlich. Schreit das Gegenüber, hört man das Künstliche eben lauter, verzerrter und versteht dementsprechend noch weniger. Es genügt völlig, langsam und deutlich zu sprechen, damit das Gehirn lernt, die elektrischen Reize als neue Sprache und neuen Klang zu erkennen. Doch das wusste hier niemand. Darüber hinaus war die Akustik in diesem recht neu gebauten Gebäude mehr als ungenügend. Schallisolierung gab es nur in der Hörtestkabine. Aber ich war die Neue und musste mich hier erst mal einfinden, noch dazu schienen alle fürchterlich überlastet. Da konnte ich schlecht zusätzliche Rücksichtnahme einfordern.

Wie hoch die Belastung war, selbst für Normalhörende, bewies die schockierend hohe Kündigungsrate. Die meisten blieben nur ein paar Monate. Zum Schluss waren wir insgesamt nur noch drei Assistenzärzte, die für Nachtdienste zur Verfügung standen. Das bedeutete, dass nach etwa einer Woche Tagdienst jeder von uns wieder Nachtdienst abzuleisten hatte. Alle anderen Kollegen waren entweder krankgemeldet, im Urlaub oder hatten eben hingeschmissen. Ich empfand die Situation zunehmend als unerträglich. Auch weil ich meinen Ehemann (wir hatten inzwischen geheiratet) kaum noch zu Gesicht bekam. Er musste tagsüber an seiner Doktorarbeit in einer anderen Hamburger Klinik arbeiten. Wenn er zurückkam, war ich bereits auf dem Weg ins UKE. So hatten wir uns unser Zusammenleben ehrlich gesagt nicht vorgestellt. Je mehr Nachtschichtblöcke ich hinter mir hatte, desto blasser und erschöpfter schlich ich durch die Gänge. Ich ignorierte diese Müdigkeit und ging fleißig jeden Tag und jede Nacht zum Dienst. Die knappe Besetzung machte es zusätzlich notwendig, dass ich allein die Ohrsprechstunde übernahm. Das hieß: 50 Patienten, 50 Diagnosen, 50 Indikationen für die Operation abzuarbeiten innerhalb von maximal zwei Stunden. Ich bin an diesen Tagen regelrecht vom Wartezimmer zum Sprechzimmer gerannt, um das Pensum ansatzweise schaffen zu können. Besonders als ich in der Nacht meines Dienstes vom ersten auf den zweiten Weihnachtsfeiertag einem zweijährigen Kind im Schockraum eine Fischgräte aus dem Hals zog, weil es unter Luftnot litt, und der diensthabende Oberarzt nicht zurückgerufen hatte, wurde mir klar, dass ich hier wirklich komplett alleine dastand.

Die Höranstrengung tat ein Übriges. Schließlich rächte sich mein Körper für die Tortur, die ich ihm täglich antat und die aus wenig essen, wenig trinken, Nachtdiensten, Schlafmangel und Hörstress bestand. Ich hatte wieder Bauchschmerzen und – Überraschung – eine erneute Blasenentzündung. Es war also wieder mein Körper, der mir Grenzen aufzeigte. Und wieder Antibiotika. Wieder Krankmeldung. Es war letztlich mein Hausarzt, der mir dringend eine Rehabilitationsmaßnahme ans Herz legte. Jeder andere Cochlea-Implantat-Patient schonte sich nach den Eingriffen, gönnte sich eine zumindest kleine Auszeit. Ich dagegen hatte direkt weitergearbeitet. Nonstop. Was sich im Nachhinein als nicht sehr selbstsorgsam erweisen sollte. Also folgte ich dem Rat meines Hausarztes. Aus meiner Hannover-Zeit wusste ich, dass es in Deutschland einen Chefarzt gab, der Cochlea-Implantate trug und eine Rehaklinik für CI-Patienten leitete. Diese war recht weit weg von Hamburg, nämlich im hessischen Bad Nauheim. Trotzdem wollte ich diesen Weg gern auf mich nehmen. Ich hatte in Hannover mit unzähligen Patienten, Therapeuten und Audiologen über die Klinik gesprochen. Sie hatte einen ausgezeichneten Ruf. Leider dauerte es eine halbe Ewigkeit, bis die Krankenkasse meine Reha bewilligte. Erst im November 2011 war es so weit. Ich fuhr vier Stunden mit dem Auto nach Süden. Die Klinik lag wunderschön auf einem Berg, nahe am Waldrand. Wie wunderbar. Je mehr Natur, desto ruhiger und besser, dachte ich mir. Bereits an der Anmeldung wurde ich positiv überrascht, wie ausgesprochen deutlich die Dame mit mir sprach. Der erste Eindruck setzte sich fort. Jeder dort war bestens geschult, mit schwerhörigen Menschen umzugehen. Niemand stand seitlich oder gar mit dem Rücken zu einem, wenn er sprach, weil alle wussten, dass ein Absehen vom Mund somit nicht mehr möglich war. Überall war Teppich ausgelegt, jedenfalls dort, wo es hygienisch möglich war. Gemeinsam mit den Akustikpaneelen an den Wänden herrschte beinahe in sämtlichen Räumen eine Wohlfühlatmosphäre für meine geplagten Ohren. Jeder Patient, der mir auf dem Flur oder in einer Therapiesitzung begegnete, trug entweder ein Implantat, ein Hörgerät oder beides. Viele hatten zusätzliche Hilfsmittel in der Hand. Berührungsängste gab es dementsprechend keine. Es war also leicht, mit jemandem ins Gespräch zu kommen.

Nach einer Woche schon fühlte ich mich pudelwohl. In jeder Therapiesitzung wurden mir neue Möglichkeiten aufgezeigt, die mir das Hören erleichterten. Ich begriff nicht nur, dass ich noch unglaublich viel ungenutztes Potenzial besaß, sondern auch den Sinn einer umfassenden Rehabilitation. Ich lernte, welche Rechte und Möglichkeiten ich als Schwerbehinderte tatsächlich hatte. Jede Woche wurden anhand von Hörtests die Fortschritte dokumentiert und diese waren beeindruckend. Nichtsdestotrotz zeigte mir diese Reha aber auch, dass ich für eine große Universitätsklinik wie in Hamburg körperlich noch nicht fit genug war. Diesen Klinikalltag zu stemmen, war wie gesagt selbst für Normalhörende eine Mammutaufgabe. Dass mich das Hörenlernen mit meinen CIs so viel zusätzliche Kraft kosten würde, hatte ich unterschätzt. Noch während der Reha plante ich eine Alternative zum UKE. Ich erinnerte mich an einen Artikel, den ich in der *Schnecke* gelesen hatte. Die *Schnecke* ist eine Fachzeitschrift für Schwerhörige, Ertaubte und Cochlea-Implantierte, die von der Deutschen Cochlea Implantat Gesellschaft (DCIG) herausgegeben wird. Darin hatte ein Münchner Chefarzt geschrieben, warum er eine Universitätsklinik verlassen und nun in einem kleinen Münchner Haus eine neue HNO-Klinik eröffnet hatte – im Martha-Maria-Krankenhaus. Ich googelte die Klinik und beschloss, mich zu bewerben. Was hatte ich zu verlieren? Besagter Chefarzt hieß Prof. Dr. Markus Suckfüll. Was ich zu diesem Zeitpunkt nicht ahnte, war, dass dieser Mann mein Mentor werden würde. Der wichtigste Lehrer in meinem Leben. Ihm verdanke ich, wer ich heute bin und vor allem beruflich werden konnte.

Aber noch hatte ich diesen Job nicht. Immerhin: Die Bewerbung gefiel und ich wurde im Dezember 2011 zum Gespräch nach München eingeladen. Wir nutzen die Gelegenheit, in Bayern einen der Freunde meines Mannes zu besuchen, mit dem wir Silvester feiern würden und bei dem wir übernachten konnten. Das Martha-Maria war schön gelegen. Im Vergleich mit den großen Universitätskliniken in Hamburg und Hannover wirkte es von außen wie eine kleine pittoreske Villa im Grünen. Nicht wie ein Krankenhaus. Mein erstes Gespräch mit Prof. Suckfüll habe ich noch heute ganz genau im Kopf. Es war nett und ungezwungen. Er ließ sogar seine Assistenzärztin am Bewerbungsgespräch teilnehmen. Das war entgegen jeglicher Hierarchie, die ich kannte. Ich muss gestehen, der freundliche Ton hatte mich irritiert. Ich suchte nach einem Haken. Es musste einen geben, sonst klang das zu perfekt. Erst recht, als ich erfuhr, dass es keine Nachtdienste für die Assistenzärzte gab. Wie bitte? War so was überhaupt erlaubt? Ich meine, das war bislang eines der zentralen Probleme gewesen. Das, was mir die meiste Energie raubte.

Diese furchtbare Angst, das Telefon nicht zu hören. Die Angst, allein dazustehen, Patienten nicht zu verstehen und keine Hilfe an der Seite zu wissen. Die Nachtdienste sah ich stets als eines der Haupthindernisse an, keine Fachärztin werden zu können. Doch hier würden die chirurgischen Assistenzärzte die HNO-Patienten im Auge behalten. Den telefonischen Hintergrund übernahmen die Oberärzte zu Hause. Oder eben der Professor selbst. Seine Oberärztin war damals in Elternzeit. Am Ende des Gesprächs gab es eine kurze Führung: Untersuchungsraum, Sekretariat, ein Raum für Diagnostik, ein kleines Wartezimmer und ein Besprechungsraum. Das war's. Ich summierte schnell alles in meinem Kopf. Es waren nicht viele Räume. Die Akustik war zwar nicht optimal durch die hohen Decken und die vielen Fenster, es war ein Altbau. Aber dafür gab es nur wenig Personal: einen Chef, zwei Kollegen, eine MTA und das Sekretariat. Dazu war es ein kirchliches Haus. Das machte mir Hoffnung auf ein wenig mehr Menschlichkeit. Aber das größte Plus war natürlich: nur Tagdienst! Ich sagte zu. Wir einigten uns auf den 1. April 2012. Der Arbeitsvertrag kam per Einschreiben. Noch etwas ungläubig begutachtete ich die Unterschrift des Professors. Im Frühling würde ich bei ihm in München anfangen. Mein Ehemann war begeistert. Er mochte Bayern. Eine Wohnung fanden wir mithilfe des Freundes meines Partners. Er hatte für uns an einer Besichtigung teilgenommen und uns ein Video von der Wohnung geschickt. Sie lag im wunderschönen Glockenbachviertel in der Nähe des Gärtnerplatzes. Ich konnte mit dem Rad zur Arbeit fahren, morgens an der Isar. Ich hatte es noch nie erlebt, dass der Beginn eines Jobs so unkompliziert und positiv ablaufen konnte. Wenn das so weiterging, standen die Zeichen gut.

Die Klinik befand sich noch im Aufbau. Sie war erst 2010 eröffnet worden. Der Name Martha-Maria bezieht sich auf eine Geschichte aus der Bibel. Darin heißt es, dass Jesus eines Tages bei den beiden Schwestern zu Besuch war. Während Martha das Essen zubereitete und versuchte, eine perfekte Gastgeberin zu sein, nahm sich Maria die Zeit, um sich zu Jesus zu setzen, ihm zuzuhören. Der Slogan der Klinik ist an diese Überlieferung angelehnt: »Helfen und Hören« – ich fand das sensationell gut. Obwohl ich nicht sehr religiös bin, fühlte ich mich hier sofort geborgen. Der Geschäftsführer, der gleichzeitig Pastor war, hatte einen Sohn, der ebenfalls Cochlea-implantiert war. Es war ihm ein Bedürfnis, mich kennenlernen. Zu sagen, ich wäre davon nicht geschmeichelt gewesen, wäre gelogen. Dieser Besuch bestätigte noch einmal, dass das Thema Hören für dieses kirchliche Haus ein echtes und ehrliches Anliegen war. Es ist kein Geheimnis, dass Operationen von Cochlea-Implantaten finanziell lukrativ sind und dass viele Kliniken diesen Eingriff genau deshalb in ihr Portfolio aufnehmen. Daran ist nichts verwerflich. Dennoch spürte ich, dass es hier eine persönliche Verbindung gab. Der Geschäftsführer hat es in seiner eigenen Familie erleben müssen, wie schrecklich es ist, akustisch von der Welt abgeschnitten zu sein. Und dass es eben Menschen wie Prof. Suckfüll gibt, die einem den Weg raus aus der Stille und einer ungewollten Isolation aufzeigen. Bis heute empfinde ich es als ungeheures Privileg, an seiner Seite arbeiten zu durften. In anderen Kliniken gab es ebenso fachlich kompetente Chefärzte, keine Frage, allerdings waren diese für Assistenzärzte nur selten erreichbar. Die Chefärzte waren ein bisschen wie Promis, die man eher weniger persönlich zu Gesicht bekam. Aber das hier hatte eine völlig neue Qualität. Prof. Suckfüll war zuletzt leitender Oberarzt und stellvertretender Klinikdirektor an einer der größten HNO-Universitätskliniken Deutschlands gewesen. Und meine Kollegin und ich wurden quasi nonstop von ihm persönlich unterrichtet. Er lehrte uns das Operieren, leitete uns durch die Sprechstunde. Ich verstand die Indikationen und konnte den Grund dafür nachvollziehen. Er brachte morgens aktuelle Aspekte in die Frühbesprechung ein. Dazu war er, kurz nachdem ich mit meiner Arbeit bei ihm begonnen hatte, bereit gewesen, eine Funkanlage im OP zu benutzen. Meinen Empfänger versteckte ich unter dem Kittel, er trug das Mikrofon direkt am Mundschutz. Das funktionierte so sensationell gut, dass ich ihn sogar besser verstand als die OP-Schwester. Wenn er nach einem Instrument verlangte und die Schwester nicht reagierte, sagte ich ihr als einzige Taube im Saal, welches er gemeint hatte. Damit war das Thema, dass ich aufgrund der Schwerhörigkeit nicht würde operieren können, endgültig vom Tisch. Ich hatte das Gefühl, durch diese unmittelbare Kommunikation mit jemandem, der sich derart gut auskannte, eine enorme Lernkurve zu erfahren. Noch dazu hatte Prof. Suckfüll viele Studien mit Hörsturzpatienten geleitet und eben das Cochlea-Implantat-Programm in dieser Münchner Klinik aufgebaut. Er hatte sogar Babys und Kleinkindern mit schweren Fehlbildungen dieses Implantat eingesetzt. Prof. Suckfüll verfügte dementsprechend über eine exzellente operative Expertise. Und er ließ uns daran teilhaben. Unnötig zu erwähnen, dass ich sein Buch *Diagnostik, Klinik und Therapie des Hörsturzes* förmlich verschlungen habe.

Doch auch wenn mir sämtlicher psychischer Stress genommen wurde, es keine Nachtdienste mehr gab und ich in Prof. Suckfüll endlich den Lehrer fand, den ich mir so lange gewünscht und den ich so lange gesucht hatte, stieß ich erneut an meine physischen Grenzen. Ich lag am Wochenende regelmäßig vor Erschöpfung auf dem Sofa und schlief tagsüber. Besonders während der morgendlichen Frühbesprechung fiel es mir zunehmend schwerer, etwas zu verstehen. Mittlerweile saßen dort sechs Ärzte in diesem rund 25 Quadratmeter großen Besprechungsraum. Unsere Abteilung wuchs, genau wie das Personal und letztlich der Geräuschpegel. Das Krankenhaus ist ein Altbau mit hohen Decken und aus hygienischen Gründen steht in den Räumen nur das Nötigste. Jegliche Schallabsorption, wie großblättrige Pflanzen, Möbel oder offene

Regale, fehlte. Der Schall ging gerade im Konferenzraum verloren, wo alle sechs Ärzte aus sechs verschiedenen Richtungen sprachen. Nachmittags war ich so unendlich (hör)gestresst, dass ich mich kaum konzentrieren konnte. Nach sechs Monaten war ich zunehmend ausgelaugt und froh, dass ich erst mal Urlaub nehmen durfte, und schließlich dachte ich darüber nach, meine Arbeitszeit zu reduzieren. Letzteren Gedanken verwarf ich jedoch schnell wieder. Würde ich meine Arbeitszeit verkürzen, musste ich noch länger auf die Zulassung zur Facharztprüfung warten. 60 Monate in Vollzeit waren die Grundvoraussetzung. Es gab aus meiner Sicht eine Option mit viel Potenzial: Das Raum- und Akustikproblem musste gelöst werden. Ich dachte darüber nach, was ich in der Rehaklinik über Akustik gelernt hatte, erkundigte mich über die DIN-Normen zur Schallabsorption – und bat Prof. Suckfüll um ein Gespräch. Obwohl er mir freundlich gesinnt war und sich als geduldiger Lehrer präsentierte, hatte ich Sorgen vor diesem Termin. Ich hatte Angst, als zu anstrengend wahrgenommen zu werden. So nach dem Motto »Ach, die Neue ... der ist es hier zu laut«. Wieder wurde ich überrascht. »Super Idee«, entgegnete Prof. Suckfüll, »das machen wir!« Konnte es wirklich so einfach sein?! Es wurde noch besser: Das Integrationsamt sagte zu, die Umbaumaßnahmen finanziell zu fördern. Es war eine Win-win-Situation.

Die Bauarbeiten begannen im Sommer, als ohnehin aufgrund der Ferien etwas Flaute herrschte. Im Zuge des Umbaus wurde das Wartezimmer gewählt, um ein weiteres Untersuchungszimmer zu gewinnen. Das Wartezimmer selbst wurde ausgelagert, in einen großen Raum gegenüber der Klinikkapelle. Es wurden hochwertige Schallabsorptionsdecken montiert und Akustikpaneele an den Wänden. Dazu neue Schränke mit offenen Regalflächen. Pflanzen und Teppiche waren mit den Hygienevorschriften zwar nicht vereinbar, aber auch ohne war der Effekt grandios. Als ich das erste Mal in einem der neuen Räume ein Gespräch führte, war es, als hätte man mich in Wolken gebettet. Wie eingehüllt, so akustisch sicher fühlte ich mich. Wer als Patient schon einmal eine Hörtestkabine betreten hat, der weiß, was ich meine. Um mich bei meinem Chefarzt und dem Integrationsamt für die Förderung zu bedanken, veröffentlichte ich einen lobenden Fachartikel in der *Schnecke*. Außerdem sollten die Menschen da draußen wissen, dass es solche Räume gibt. Ich schrieb noch weitere Artikel. Beispielsweise darüber, was aus meiner Sicht bei einer Cochlea-Implantation von taubblinden Patienten zu beachten ist.

Wie viel Höranstrengung ich durch diese Räumlichkeiten einsparte, kann sich kaum jemand vorstellen. Ich spürte Tag für Tag, wie ich an Kraft gewann, und lief quasi nur noch mit einem Dauergrinsen herum. Mein Mann und ich waren inzwischen aufs Land gezogen, in ein kleines Dorf etwa 17 Kilometer südlich von München. Ich kaufte ein Rennrad, alles andere war mir zu langsam, und fuhr von da an täglich wie mein Chef und Mentor zur Klinik hin und zurück. Immerhin über 30 Kilometer täglich. Kam ich zu Hause an, ging ich meist noch zwischen fünf und acht Kilometer mit unserem Hund joggen. Dass ich endlich eine Umgebung gefunden hatte, in der man mich weder mobbte noch mir vor Augen führte, dass ich weniger könnte als ein normalhörender Kollege, beflügelte mich zusätzlich. Ich legte mit meinem Rennrad um die 5000 Kilometer im Jahr zurück, lief zweimal einen Halbmarathon und umrundete den gesamten Tegernsee in 1 Stunde und 42 Minuten. Kurzum: Ich hatte so viel Energie, dass ich nicht mehr wusste, wohin damit. Zum ersten Mal hatte ich erlebt, wie mein Hörschaden einen Nutzen hatte – für das Team und vor allem für andere Patienten. Ich begriff, dass ich jahrelang eine falsche Taktik gefahren war. Ich hatte meine Hörschädigung immer versteckt als das, was mich gegenüber anderen abwertete. Hier musste ich mich weder schämen noch verstecken. Jeder wusste, dass ich taub war. Dass ich anders war. Meine vermeintliche

Schwäche war nun zu einer meiner größten Stärken geworden. Der amerikanische Bestellsellerautor und Managertrainer Stephen Covey formulierte es treffend: »Strength lies in differences not similarity.« Übersetzt bedeutet dies: »Stärke liegt in der Vielfalt, darin anders zu sein, nicht in der Ähnlichkeit.«

Ich war fortan nicht mehr zu bremsen. Es wurden Flyer gedruckt. Ich lernte die Website zu gestalten, formulierte Vorträge. Beflügelt durch die Zunahme der Patienten, besonders derer, die so schlecht hörten, dass sie eben auch ein Cochlea-Implantat brauchten, machte ich mir noch mehr Gedanken darüber, wie man die Behandlungskette insgesamt verbessern konnte. Ich verbrachte viel Zeit mit unserer reizenden Akustikerin. Ein Herz von einem Menschen und unglaublich erfahren darin, die Bedürfnisse des Patienten in die Einstellung und Anpassung des Hörgerätes oder des CIs zu übersetzen. Zu wissen, was in der Nachsorge nach der Implantation ablief, war der Schlüssel zur langfristigen – ich betone es noch einmal, weil ich es so wichtig finde – zur langfristigen Zufriedenheit der Patienten. Ich hatte plötzlich den großen Vorteil, dass ich mich in all dies mit größter Leichtigkeit sehr einfach und wie selbstverständlich hineinversetzen konnte. Ein Patient ist niemals, wirklich niemals nur ein »Fall« oder eine Abrechnungsziffer auf einem Papier, das man an die Krankenkasse sendet. Ein Patient, das wusste ich selbst sehr genau, ist ein Mensch. Mit Gefühlen, Wünschen und einem Leben außerhalb seiner Erkrankung und seines Problems. Einen Menschen wieder gut hören zu lassen und ihn damit wieder in der Mitte seines Lebens und der Gesellschaft zu positionieren, ist aus meiner Sicht eine der spannendsten und anspruchsvollsten Aufgaben, die die Medizin uns stellen kann. Den Patienten beim Erstkontakt richtig zu beraten, korrekt zu diagnostizieren, bestmöglich zu operieren und dann zu rehabilitieren, ist ein sehr komplexer und anspruchsvoller Prozess. Man muss jeden Teil dieser

Kette genau anschauen, ihn wahrnehmen und analysieren. In meinem Hirn war plötzlich eine riesige Kapazität dafür, was möglich und nötig war, um diesen ganzen Prozess zu verbessern.

Welch unverzichtbaren Bestandteil der Therapie die Logopäden bilden, hatte ich ebenso am eigenen Leib in der Reha erfahren. Ich hatte unterschätzt, wie grundlegend ein umfassendes Hörtraining war, wenn man ein zweites Ohr bekam. Man sollte meinen, dass das Gehirn durch das erste implantierte »Ohr« inzwischen das Hören gelernt haben sollte, aber das war ein Trugschluss. Das Martha-Maria arbeitete darum eng mit einer logopädischen Praxis ganz in der Nähe der Klinik zusammen. Die Chefin, eine Sprachwissenschaftlerin, besaß eine gute Expertise, die zu einem ausgezeichneten Hörtraining bei unseren Patienten führte. Von dieser engen Verknüpfung aus medizinischem Know-how, technischer Kontrolle und logopädischem Training hatte ich bereits sowohl in Hannover nach meiner Cochlea-Implantation profitiert als auch in besonderer Form in der Rehaklinik. Ich als CI-Patient wusste, was im Rahmen der Therapie guttat und nützte und was nicht. Wo andere nur die Theorie kennen, hatte ich praktische Erfahrung. Ich initiierte darum eine interdisziplinäre Besprechung, bei der schwierige Fälle gemeinsam beurteilt wurden. Dies formte nicht nur das Team, sondern es steigerte unser aller Lernkurve. Nicht nur wir lernten unsere Patienten besser einzuschätzen, auch die Patienten bekamen durch diesen gegenseitigen Informationsaustausch eine bestmögliche Therapie. Es dauerte nicht lange und wir mussten unsere Räumlichkeiten erneut erweitern. Es soll nicht arrogant klingen, aber gute Arbeit spricht sich schnell herum. Und es spornt an, sich selbst noch zu verbessern. Darum brachte ich die Idee einer eigenen Hörtrainings-CD ins Spiel. Nach meiner eigenen Implantation war die silberne Scheibe mein ständiger Begleiter gewesen. Ob zu Hause oder im Auto, immer wieder spielte ich den Tonträger ab, sprach die Übungen nach. Hätten wir eine eigene solche CD, wäre das nicht wie eine Visitenkarte in Gold? Wir als kleines Martha-Maria? Prof. Suckfüll zeigte sich abermals begeistert, das Team der Logopädie ebenso. Die nächsten Wochen verbrachten wir damit, uns neue Hörtrainingseinheiten auszudenken. Ich überlegte, welche Übungen mich vorangebracht hatten, welche eher weniger effektiv waren. Was machte Spaß, was nicht? Obendrein sprach ich mit anderen CI-Patienten über deren Erfahrungen und tüftelte so an der besten Version einer Hörübungs-CD. Schließlich ging es für die Aufnahmen ins Tonstudio. Wir hatten Material für zwei CDs. Eine davon sprach ich ein, wie ungewöhnlich für jemanden mit Hörschaden. Dazu gab es ein Arbeitsheft mit Lösungsteil. Ganz ehrlich, wir waren stolz auf dieses neue Aushängeschild für unser Zentrum. Allerdings wäre diese für viele Patienten so hilfreiche Therapie-Innovation ohne einen Sponsor rein finanziell nicht realisierbar gewesen. Wir hatten das Glück, dass ein Unternehmen an uns und diese Idee glaubte. Wir waren dankbar – unsere Patienten noch viel mehr. Zu guter Letzt plante ich eine digitale Patientenakte für die Therapie. Auf einmal fügte sich alles wie ein Puzzle zusammen, denn durch meine Dissertation hatte ich dafür den nötigen Background. Ich erstellte einen Nachsorgepass für all unsere Patienten. Ich durfte hier in München die Ärztin werden, die ich sein wollte. Mir fiel eine der vielen Situationen aus der Vergangenheit ein, in denen man mich mal wieder runtergeputzt hatte. Wie damals, als ein heute ehemaliger Chefarzt erfahren hatte, dass ich nach einem Nachtdienst nach Hause gegangen war anstatt ins Labor zum Forschen. Vor versammelter Mannschaft erklärte er abfällig in meine Richtung: »Wenn Sie das nicht schaffen, dann gehen Sie doch in ein kirchliches Haus!« Wie es aussah, hätte ich viel früher auf ihn hören sollen.

Ende 2014 konnte ich mich endlich zur Facharztprüfung anmelden. Die drei Prüfer waren Professoren, allesamt selbst Chefärzte. Keiner hatte mich auch nur annähernd etwas über Ohrkrankheiten oder das Gehör an sich gefragt. Offensichtlich war allen klar, dass ich hierüber bestens Bescheid wissen würde. Es war dennoch eine ausgesprochen faire Prüfung und ich merkte, dass ich trotz einiger anfänglicher Widerstände eine rundum gute Facharztausbildung genossen hatte. Am Ende der Prüfung wurde ich von einem der Chefärzte nach draußen begleitet und mit einem »Sie sind doch die Cochlea-implantierte Ärztin, die bei Prof. Suckfüll tätig ist, oder?! Das haben Sie wirklich gut gemacht« verabschiedet. Ich war jetzt Fachärztin. Aber fast noch mehr hatte ich mich über dieses Kompliment gefreut. Ich schloss damit meinen Frieden mit den HNO-Ärzten. Mir waren so viele begegnet, voll gravierender Defizite, was Charakter, Menschlichkeit und Fachkompetenz betraf, um es mal nett zu formulieren. Aber es gab eben auch die anderen. Und ich mochte die anderen.

2014 war ebenso das Jahr, in dem ich an rund zehn Fachkongressen teilnehmen durfte. Das mag im Vergleich zu anderen medizinischen Gebieten nach nicht viel klingen, aber wer die »kleine« HNO-Welt kennt, der weiß, dass das beinahe alles ist, was zum Thema Cochlea-Implantat, Schwerhörigkeit und Hören insgesamt angeboten wird. Nichts davon wollte ich verpassen. Ich kannte den Hörgerätemarkt nun schon seit über 20 Jahren und war wohl mehr als jeder andere an den neuen Forschungsschwerpunkten interessiert. Wohin entwickelte sich die Szene? Was wurde wichtiger, was flaute ab? Was setzte sich durch und was nicht? Ich las jeden Informationsschnipsel auf und sortierte ihn für mich ein. Besonders wenn einer meiner Münchner Kollegen einen Vortrag hielt, lauschte ich wie ein Luchs. Blieb aber selbst stumm wie ein Fisch. Ich meldete mich nie zu Wort, selbst dann nicht, wenn Fragen gestellt wurden oder die gegebenen Antworten falsch waren beziehungsweise interpretationswürdig. Warum? Die Wahrheit war: Ich traute mich nicht. Das schüchterne, verschmähte Kind, das verletzt und ausgelacht wurde, weil es bereits gegebene Antworten wiederholte, da es seine Vorredner nicht gehört hatte und die Fragen nicht verstand ... ja, dieses Mädchen saß noch immer dort. Auch wenn auf dem Namensschild ein »Dr. med.« stand, hatte dieses kleine verängstigte Wesen in mir in solchen Situationen nach wie vor die Oberhand.

Diese tiefe Überzeugung, noch immer nicht gut genug oder sagen wir gleichwertig zu sein, änderte sich auf einer Jubiläumsfeier des Martha-Maria-Krankenhauses in Nürnberg. Im Fränkischen stand das größte Krankenhaus des kirchlichen Unternehmens, vor München und einer weiteren Klinik in Halle. Prof. Suckfüll und ich waren die einzigen Gäste aus der HNO-Klinik in München, die dieser Einladung an einem Sonntag gefolgt waren. Der Pastor hielt eine Rede, ebenso die Schwester Oberin. Eine Veranstaltung wie diese mögen viele als »trocken« empfinden oder gar lästig, erst recht an einem Wochenende. Ich war und bin noch heute anderer Meinung. Auf so einer Feier signalisierst du, dass dir ein Unternehmen am Herzen liegt, dass es dir wichtig ist. Zudem zählt auch der pragmatische Gedanke: Kontakte zu knüpfen, hat noch niemandem geschadet. Damit, wie sehr sich diese Fahrt auszahlen würde, hätte ich nicht gerechnet. In Nürnberg eröffnete mir Prof. Suckfüll, dass eventuell eine Stelle als Oberärztin vakant sei und er mir jene Position gerne anbieten würde. Wie bitte? Ich taube Nuss sollte Oberärztin werden? Ich, das kleine hörbehinderte Mädchen vom Dorf? Ich hatte davon niemals zu träumen gewagt, aber es war einer der Sätze, wenn nicht DER EINE SATZ, der mich zu absoluter Höchstform auflaufen ließ. Die Geschäftsführung bot mir zunächst den Titel einer Funktionsoberärztin an. Was für mich keinesfalls akzeptabel war, da hiermit keinerlei Position oder Gehaltserhöhung verbunden ist, sondern es sich lediglich um ein neues Namensschild handelte. Prof. Suckfüll stimmte mir abermals zu. Mit seiner Unterstützung wurde ich zum 1. Juni 2015 – mit 33 Jahren und sechs Monate nach bestandener Facharztprüfung – zur Oberärztin und offiziellen Leitung des Hörzentrums Martha-Maria ernannt. Es gelang uns noch ein weiterer Coup. Ebenfalls nur wenige Wochen nachdem ich meinen Facharzttitel offiziell führen durfte, bekam ich einen Bescheid der Kassenärztlichen Vereinigung Bayerns (KVB). Darin wurde ich als HNO-Ärztin persönlich ermächtigt, ambulante Leistungen für hochgradig Schwerhörige, Ertaubte und Cochlea-Implantat-Patienten durchzuführen. Dieser »Schein« ist tatsächlich etwas Besonderes, gerade in München. Die Kassenärztliche Vereinigung erlaubt die Abrechnung ambulanter Leistungen nämlich nur, wenn es sich dabei um einen niedergelassenen HNO-Arzt handelt. Nur im Ausnahmefall, bei besonderer Spezialisierung, kann ein Krankenhausarzt, meist ein Chefarzt, ermächtigt werden. Und auch nur dann, wenn dieser über besondere Fertigkeiten oder Fähigkeiten verfügt, die in gängigen HNO-Praxen nicht qualitativ oder quantitativ erbracht werden können. In der bayerischen Hauptstadt gab es bereits eine Bedarfsdeckung, also eine ambulante HNO-ärztliche Versorgung, von 140 Prozent. Das bedeutet, es praktizieren hier 40 Prozent mehr HNO-Ärzte in Niederlassung, als für die Versorgung der Stadt notwendig wäre. Die niedergelassenen Ärzte wurden im Vorfeld zwar befragt, ob sie entweder qualitativ oder quantitativ eine Versorgungslücke sehen. Natürlich taten sie das nicht. Sie wollten die Leistungen selbstverständlich selbst abrechnen. Auch in diesem Kampf hatte ich meinen Mentor an meiner Seite. Wir trafen uns nach Feierabend mit dem Vorsitzenden des Bayerischen HNO-Verbandes in dessen eigener Praxis. Ich bin diesem HNO-Kollegen bis heute sehr zu Dank verpflichtet. Nicht nur, dass er sich die Zeit nahm, unseren Ausführungen und Begründungen geduldig bis kurz vor Mitternacht zuzuhören, er setzte auch ein Schreiben auf, in welchem er unser Vorhaben offiziell unterstützte. Dieses Schreiben wog für den Zulassungsausschuss schwerer als die Befragung der anderen niedergelassenen Ärzte. Möglicherweise war es auch mein Auftritt vor dem Zulassungsausschuss, als dieser meine Ermächtigung offiziell verhandelte. Ich saß während dieser Verhandlung an einem kleinen Pult. Das Gremium nahm gegenüber Platz, an einer u-förmigen Tafel. Es waren allesamt ältere Männer, nur die Protokollführerin war weiblich, aber sie hatte natürlich keinerlei Einfluss auf die Entscheidung. Interessanterweise war ich überhaupt nicht aufgeregt, auch wenn ich mir nicht sicher war, dass ich diese Sitzung erfolgreich überstehen würde. Trotzdem schienen sie mit meinen Antworten zufrieden zu sein. Das Tolle an der Ermächtigung war nicht das Geld. Das nahm sowieso die Klinik ein, ich bekam davon nur einen kleinen Anteil. Der große Vorteil bestand vielmehr darin, dass ich ab sofort Verordnungen ausstellen konnte. Ich durfte Hörgeräte verordnen. Ich durfte Cochlea-Implantat-Prozessoren verordnen. Genau wie Zubehör, andere Hilfsmittel und sogar das Hörtraining bei der Logopädin. Bis dato musste ich mehrmals täglich in den jeweiligen HNO-Praxen anrufen und um diese Verordnung bitten beziehungsweise den Kollegen deren medizinische Notwendigkeit für meine Patienten erklären. Von nun konnte ich mir diesen Aufwand sparen und meinen Patienten direkt helfen.

Meine größte Freude blieb jedoch das Operieren. Ein Cochlea-Implantat einzusetzen, war und ist bis heute ein fast heiliges Ereignis für mich. Prof. Suckfüll selbst war es, der mir diesen Eingriff Schritt für Schritt beigebracht hat. Spätestens wenn ich die Elektrode eingeführt hatte und die Messung durch unsere Technikerin begann, war ich selig. Wenn die Reizantworten auf dem Bildschirm zu sehen waren, wusste ich, dieser Patient wird wieder hören können. Ein unglaubliches Gefühl! Ich war regelrecht süchtig danach.

Als endlich alles gut zu sein schien, geschahen plötzlich drei Dinge gleichzeitig: Ich wurde schwanger, uns wurde in München die Wohnung gekündigt und ich gewann in der Greencard-Lotterie.

KAPITEL 6

MAMI MACHT DIE OHREN AUS

Wie meine größte Schwäche meine größte Stärke wurde

Den ersten trotzigen, kräftigen, ja regelrecht stolzen Schrei deines Babys direkt nach der Geburt vergisst du nie. Dieser erste Schrei ist das ersehnte Lebenszeichen, auf das fast alle Mütter und Väter angespannt warten. Ich war da keine Ausnahme. Das Neugeborene schnappt mit diesem ersten Schrei automatisch nach Luft, die Lunge entfaltet sich und der Kreislauf stellt sich auf das Leben außerhalb des Mutterleibs um. Dieser erste Schrei ist nichts anderes als ein »Hallo Welt, hier bin ich«. So viel zum medizinischen Wissen, das sich in den letzten Jahrzehnten in mancher Hinsicht zum Glück etwas entwickelt hat. Vor allem der berühmt-berüchtigte Klaps auf den Po des Neugeborenen – im schlimmsten Fall an den Füßen baumelnd – gehört der Vergangenheit an. Ihren ersten Atemzug nehmen Babys auch ohne diesen äußeren Anstoß. Die Hebammen pusten den Knirps an oder streicheln ihm sanft über die Wange, was für den ersten Willkommensgruß durchaus schöner ist. Ich hörte diesen besagten ersten Schrei bei der Geburt meines Sohnes – und es war einer der glücklichsten Momente meines Lebens. Es gibt ertaubte Mütter und Väter, die diesen Schrei niemals hören, ebenso wenig wie die spätere Stimme ihres Kindes oder dessen glückliches Glucksen, wenn es von Mami oder Papi liebevoll durchgekitzelt wird. Als ich nach der Geburt meinen schlafenden Sohn auf meiner Brust liegen sah, musste ich unwillkürlich an meine Ohren fassen. Ich war mir einmal mehr bewusst, wie gesegnet ich war, wieder hören zu können. Ich konnte den Atem meines Kindes hören, dieses friedliche, sanfte Schnarchen. Ein Geräusch, das mit nichts auf der Welt vergleichbar ist. Dieses selige Gefühl war auch der Grund dafür, wieso ich es in den beiden Wochen nach der Geburt nicht wagte, meine Ohren auszuschalten. Nicht einmal für fünf Minuten. Es lag gar nicht daran, dass ich die Vibrationsanlage für mein Bett noch nicht hatte. Nein, ich wollte einfach mein Kind hören. Auch dann, wenn ich schlief. Und zwar jede Sekunde. So wie andere Mütter auch. Nur – und da war sie wieder, meine Sturheit – war ich eben nicht wie andere Mütter. Ich trug Cochlea-Implantate. Noch im Krankenhaus hatte ich mir Stirnbänder gekauft, um die Prozessoren in der Nacht am Kopf zu halten. Allerdings bekam ich so kein Auge zu. Jede Bewegung auf dem Kopfkissen raschelte dermaßen, dass an Schlaf nicht zu denken war. Ich bin es nicht gewohnt, nachts Geräusche zu hören. Mit den Ohren »an« kann ich nicht schlafen. Dieses permanente Hörenmüssen brachte mich letztlich an meine Grenzen. Bis zur Geburt meines Sohnes hatte ich noch nie zuvor so lange am Stück gehört, zumindest nicht seit meiner Schwerhörigkeit. Ich war es gewohnt, entweder meine Ohren regelmäßig zu lüften, als ich noch Hörgeräte trug, oder nachts die Implantate auszuschalten. Zusammen mit den Strapazen der Geburt und der quasi 14-tägigen Schlaflosigkeit war ich vollkommen erschöpft.

Nach diesen zwei Wochen geschah es das erste Mal, dass ich meine Ohren bewusst ausgeschaltet habe. Anfangs nur für ein paar Minuten, dann begann ich meine Hörpausen zu erweitern. Im nächsten Schritt besorgte ich mir endlich besagte Vibrationsanlage für mein Kopfkissen. Es war nicht mit dem Vibrationsbett während meiner Zeit als Ärztin im Deutschen Hörzentrum Hannover vergleichbar. Dieser Vibrationswecker hatte damals einen Motor, so groß wie ein Laptop, der dafür sorgte, dass die Matratze »tanzte« und du förmlich aus dem Bett geschüttelt wurdest. Mit meiner Anlage wurde das Babyfon nur mit meinem Kopfkissen verbunden. Aber auch das genügte, um wach zu werden. Die Empfindlichkeit des Mikrofons ließ sich je nach Wunsch einstellen. Es gab drei Stufen. Stufe 1: Du wirst geweckt, wenn dein Kind ein bisschen brabbelt oder ein leises Geräusch von sich gibt. Stufe 2: Du wirst geweckt, wenn dein Kind leise weint. Stufe 3: Weckruf erst bei völliger Eskalation, sprich wenn dein Baby brüllt wie am Spieß. Ich hatte mein Babyfon stets auf erster Stufe stehen. Das war zwar nicht ganz so erholsam, aber anders konnte ich es mit meinem Mamaherz nicht vereinbaren. Dass ich zusätzlich zu meinen Elektro-Ohren nun auf ein weiteres technisches Hilfsmittel angewiesen war, um permanent mit meinem Kind verbunden zu sein, nagte anfangs an meinem Selbstwertgefühl. Auch weil ich begriff, dass ich ohne Technik schlicht nicht funktionierte. Inzwischen sehe ich es so, dass wir alle ein bisschen bionisch geworden sind. Wer glaubt denn heutzutage noch, dass er ohne sein Smartphone existieren kann? Diese Technik-Abhängigkeit haben wir längst alle erreicht. Mit Smartwatches und Smartphones sind wir mit unserem Haus, dem Auto und der Bank vernetzt. Wir bezahlen damit im Supermarkt oder buchen unseren Flug. Die Technik ist omnipräsent und essenziell im Alltag. Da falle ich mit meinen Ohren kaum auf. Mit einem Unterschied: Bei den meisten liegt das Handy angeschaltet nachts neben dem Bett. Meine Ohren »schlafen«.

Bis eben mein Kopfkissen vibriert oder mein kleiner Sohn mich weckt. Es ist noch heute so, dass, wenn mein Sohn morgens zu mir ins Zimmer kommt und ich die Ohren noch nicht angeschaltet habe, sofort ein schlagartiger Tinnitus einsetzt, der mir signalisiert: »Ich will jetzt etwas hören.« Ich weiß noch, wie mein Sohn so stolz war, als er mir das erste Mal meine Prozessoren für meine Ohren holen durfte. Ich hatte ihn zuvor in den Arm genommen und ihm ins Ohr geflüstert: »Holst du der Mama bitte ihre Ohren? Damit sie dich verstehen kann.« Seither steht er oft frühmorgens schon lächelnd mit meinen Ohren neben mir am Bett, voller Vorfreude, gleich mit mir kichern zu können. Umgekehrt hat er selbst ganz früh begriffen, dass es ebenso Zeiten gibt, in denen ihn die Mami nicht hört. Er war knapp zwei Jahre alt, als ich mich das erste Mal traute, alleine mit ihm zu Hause meine Ohren auszuschalten. Er war in einem Alter, in dem ich das Gefühl hatte, dass, wenn ich etwas zu ihm sage, er es erfassen kann. Dass er in der Lage war, Handlungen und Folgen zusammenzubringen. Diese akustischen Auszeiten liefen bestens. Und sie hatten einen weiteren Effekt, den ich anfangs gar nicht bedachte. Sein zorniges Kind akustisch zu ignorieren, erwies sich als wirksame Erziehungsmaßnahme. Ich weiß noch, wie ich eines Morgens im Badezimmer vor dem Spiegel stand und versuchte, mich herzurichten: Mein Sohn hatte andere Pläne. Er schüttete zuerst mit diesem herausfordernden Blick die Holzeisenbahn krachend auf dem Holzparkett aus, tobte dann grinsend im Badezimmer herum. Dann machte er sich einen Spaß daraus, einen seiner Holzklötze wie eine Trommel gegen die Tür zu schlagen. Und ja, er tat dies mit voller Absicht. Mein Sohn hat einen sehr starken Charakter und er versuchte in diesem Moment, seine Grenzen auszuloten. Fast hätte er gewonnen. Aber er vergaß, von wem er diesen Charakterzug geerbt hatte. Ich zog die Augenbrauen hoch und sagte in einem ruhigen, aber unmissverständlichen Ton: »Einmal noch und Mama macht die Ohren aus.« Dass er den nächsten Lego-Stein laut krachend gegen die Tür schmiss, hatte ich bereits nicht mehr gehört. Meine Ohren waren aus. Ich erinnere mich noch gut daran, wie irritiert er in diesem Moment war. Ich hatte ihn aus dem Konzept gebracht. Er hatte zwar die nächsten Minuten noch damit verbracht, kreischend um mich herumzutanzen, das sah ich an seiner Mundbewegung. Aber ich reagierte nicht. Null. Nicht mal ein bisschen. Dies war eine prägende Lektion für meinen kleinen Jungen, dessen bin ich mir bewusst. Auch meine Tochter hat drei Jahre später dieselbe Erfahrung gemacht, beziehungsweise machen dürfen. Ich versuche damit, meinen Kindern aufzuzeigen, dass auch Erwachsene ihre Grenzen haben und sie diese zu respektieren haben. Ich bin überzeugt, dass es für Kinder wichtig ist, diese klaren Grenzen zu setzen. Ob ich deswegen eine besondere strenge oder gar harte Mami bin? Ganz klar: Nein! Wäre es besser, laut zu brüllen oder mit den Türen zu knallen, um sich bei seinen Kindern Gehör zu verschaffen? Ich mache beides nicht. Meine Ohren sind mein Mittel der Wahl.

Was für Außenstehende fremd sein mag, ist für meine Familie vertraut. Meine Kinder kennen mich nicht anders. Für sie ist es normal, dass Mama je links und rechts hinterm Ohr ein kleines ebenholzfarbenes Gerät trägt, mit dem sie hören kann. Ich hatte ihnen einmal einen Stoffbären mitgebracht, der Cochlea-Implantate trug. Ein Werbegeschenk. Das fanden meine Kinder spannend, bis der Bär wie so vieles andere Spielzeug irgendwann in der Ecke lag.

Ansonsten wird meine Gehörlosigkeit bei uns zu Hause kaum thematisiert, auch deswegen, weil es keinen Bedarf gibt. Mein Implantat hat für meine Kinder den gleichen Stellenwert, wie wenn ich eine Brille tragen würde. Daher führen wir ein normales Familienleben. Jedes Wochenende sind wir auf Tour, mal geht's auf den Indoorspielplatz, mal raus in den Wald oder ans Meer. Die einzige Einschränkung, die wir haben, ist im Schwimmbad. Die sich aber auch nur darin äußert, dass ich nicht spontan zu meinen Kindern ins Wasser springen kann, sondern meine Ohren zuerst »in Folie verpacke« und technisch anpassen muss. Und das war's dann auch schon. Ansonsten würde ich mich als sehr aktive Mami bezeichnen. Je mehr los ist, desto besser. Natürlich möchte ich ihnen meine Taubheit dennoch begreifbar machen. Ich versuche, meinen Kindern beizubringen, dass sie mich beim Sprechen ansehen sollen, dass sie ein gutes Mundbild beherrschen oder dass sie, wenn meine Ohren aus sind, auch mal Gebärden einsetzen. Die Gebärdensprache finden meine Kinder übrigens total spannend und sind stets hellwach und wissbegierig, wenn ich ihnen ein neues Handzeichen erkläre. Die sogenannte Hörbahnreifung läuft die ersten acht Jahre. Um Kinder mehrsprachig zu erziehen, bringen diese ersten acht Jahre daher den größten Effekt. Gleiches gilt für die Gebärdensprache, das ist gerade in diesem Alter ungeheuer effektiv und besonders einfach zu lernen.

Den Entschluss, die Gebärdensprache zu lernen, hatte ich damals direkt nach meiner Reha getroffen, also kurz nachdem ich beidseitig implantiert worden war. Denn trotz meines guten Gehörs hatte mir die Abhängigkeit von den Implantaten seelisch zu schaffen gemacht. Was, wenn diese Geräte ausfallen, runterfallen oder sonst wie kaputtgehen? Was, wenn ich sie beim Rennen verliere? Besonders die Tatsache, ich könnte einen Unfall haben, gar mit einer Kopfverletzung, und dann für Wochen ohne Gehör sein, ängstigte mich zunehmend. Es blieb daher nur eine Art der völlig lautlosen Kommunikation – die Gebärdensprache für Gehörlose. In meiner Kindheit war mir diese Sprache mehr als einmal »angedroht worden« und ich verband damit eigentlich nur negative

Assoziationen. Die Tatsache, dass ich mit meinen zwei neuen Ohren zwar immer hörte, aber ohne eben taub war und blieb, änderte allerdings meine Einstellung. Ich hatte darum einen Kurs für Gebärdensprache an der Volkshochschule in Hamburg gebucht. Trotz des günstigen Preises bekam ich einen hervorragenden Unterricht. Die Lehrerin selbst war ohne Hörnerven auf die Welt gekommen. Eine Cochlea-Implantation wäre bei ihr also nicht möglich und ein Hirnstammimplantat wollte sie beziehungsweise wollten ihre Eltern damals nicht. Ich fand die Einblicke, die ich in diese völlig neue Welt der Gebärden bekam, überaus spannend. Ich konnte ja jetzt hören. Und so empfand ich diese neue Sprache nicht mehr als Strafe, sondern als Bereicherung. Wenn ich abends nach Hause kam, brachte ich meinem Mann jede neue Gebärde bei. Hören wurde damit nicht nur für mich, sondern zwischen uns beiden so etwas wie eine »Option«. Zwar konnten wir keine vollständigen Gespräche führen, aber die nötigste Kommunikation ging und es gelang uns immer besser. Vor allem nachts, wenn ich »ohne Ohren« im Bett lag oder wenn ich aus der Dusche kam. Das Gefühl, zu wissen, gehörlos zu sein, aber nicht »taub« oder unfähig zu kommunizieren, war eine Erleichterung! Ich hütete meine wenigen Gebärden wie kleine Schätze. Auch wenn ich sie außer mit meinem Mann oder mit meinen Patienten zunächst nur wenig anwenden konnte. Aber zumindest in der Zweisamkeit nahmen sie mir den Zwang, immer hören müssen. Das Gleiche galt später auch für den Umgang mit unseren Kindern und gilt noch immer.

Meine Kinder haben nämlich längst die Vorteile von einer Mutter entdeckt, die in gewissen Situationen nichts hören kann. So irritierend die Vorstellung vielleicht am Anfang für sie gewesen war, wenn ich meine Ohren »aus hatte«, so mehr scheint es jetzt, als würden sie manchmal nur darauf warten. Sobald ich meine Haare wasche oder unter der Dusche stehe, sitzt ihnen der Schalk im Nacken. Irgendetwas stellen sie immer an. Sei es, dass sie einen Keks oder ein Stück Schokolade aus der Schublade klauen oder dass sie testen, wer lauter schreien kann. Sie wissen genau, dass ich es nicht mitbekomme. Zumindest nicht akustisch. Denn alle Mamis haben einen siebten Sinn, wenn es um die Streiche ihrer Kinder geht. Aber in diesen Momenten fühlen sich mein Sohn und meine Tochter noch mehr als Verbündete als sonst und das finde ich toll. Sie haben einen Heidenspaß miteinander. Diese positive, humorvolle Art, mit einer Einschränkung wie der meinen umzugehen, besser geht es nicht. Das nimmt dem Handicap den Schrecken, die Berührungsängste ... Sowieso bekomme ich in Gesprächen mit anderen Eltern mit, dass diese häufig erstaunt reagieren, wie sorglos ich zum Teil bin, wenn es um meinen Nachwuchs geht. Viele hätten bei meiner Vorgeschichte wohl erwartet, dass ich eine ängstliche Mama werde, die ihre Kinder in Watte packt und versucht, sie vor allem und jedem zu beschützen. Dabei bin ich das Gegenteil. Ich bin jemand, der die Gefahren des Lebens sieht und sich ihnen stellt. Ich bin eine Mama, die ihre Kinder unbedingt dazu ermutigt, die Herausforderungen im Alltag zu suchen und anzunehmen. Und sich keinesfalls aus Angst vor irgendetwas zu verstecken. Krankheiten, auch Viren, so wie in meinem Fall, gehören für mich zum Leben dazu, so bitter es sich anhören mag. Es bringt doch nichts, vor jedem möglichen Risiko wegzulaufen. Was für ein Leben will man dann führen? Wenn ich damals weggelaufen wäre, hätte ich niemals Abitur gemacht. Ich hätte weder einen Führerschein noch eine Fitnesstrainerinausbildung, geschweige denn hätte ich Medizin studiert. Und diesen teils trotzigen Mut möchte ich meinen Kindern vermitteln. Natürlich hat mir meine Krankheit viel Leid zugefügt, aber ich bin daran gewachsen. Das Meistern von Aufgaben, zu wissen, dass man in der Lage ist, Probleme zu lösen – genau das macht dich stärker. Jeder noch so kleine Sieg bringt dich nun mal weiter. Auch menschlich. Angst ist ein schlechter Ratgeber. Diese Lektion wurde mir seit meinem neunten Lebensjahr eingeimpft. Und ich befolge diesen Rat noch heute, insbesondere im OP, wenn es zu einer brenzligen Situation kommt. Je schwieriger es wird, desto ruhiger versuche ich in der Tat zu werden, desto faktischer, fokussierter und analytischer verfolge ich die nächsten Schritte: Wo ist was möglich? Welche Optionen gibt es noch? Schließlich sage ich mir selbst: »Veronika, du hast es schon so oft gepackt, du packst es wieder!« Dass meine Kinder stolpern und fallen werden, kann ich nicht immer vermeiden. Aber ich kann sie immer zum Aufstehen ermutigen. Auch indem ich ihnen ein Vorbild bin.

Ich bin immer wieder überrascht, wie empathisch und weitsichtig Kinder sein können. Mein Sohn weiß, dass ich eine Ärztin bin, die anderen Menschen neue Ohren schenkt. Er versteht bereits in seinem Alter ganz genau, was es bedeutet, taub zu sein. Und wie schlimm es für ein Kind sein muss, wenn dessen Mama oder Papa nicht hören kann. Normalerweise ist es so, dass Kinder quengeln und nicht wollen, dass die Mama arbeiten geht. Mein Sohn dagegen erkennt und spürt den tieferen Sinn dahinter, weil er es durch mich ja erlebt. Dieses Grundverständnis meiner Kinder, warum ich das tue und was ich da tue, empfinde ich als sehr bereichernd. Ich spüre, dass mein Sohn stolz auf mich ist. Und das macht mich wiederum als Mama stolz. Natürlich macht es das für mich als Mutter nicht weniger schmerzlich, so lange von meinen Kindern getrennt zu sein. Aber wenigstens wird dadurch das schlechte Gewissen ihnen gegenüber etwas weniger. Apropos schlechtes Gewissen: Das habe ich eher meinen Mann gegenüber. Es birgt schon eine gewisse Ironie, dass ausgerechnet mein Mann mit dem gefühlt besten Gehör ausgestattet ist. Keiner in unserem Freundeskreis hat solche Luchsohren wie er. Entsprechend empfindlich ist er, was Geräusche angeht, vor allem zur Schlafenszeit. Wenn ich nachts die Ohren ausmache, aber er es »ertragen« muss, dann tut er mir leid. Dann würde ich ihm wenigstens für eine Nacht mal eine echte akustische Auszeit gönnen, um so richtig Kraft zu tanken. Selbst mein eigener Mann, der mich liebt und schätzt, hat keine Vorstellung davon, wie viel höher meine Regeneration ist als die seine. Wenn ich nach einer aufreibenden Operation in mein Büro komme, das muss nicht einmal etwas mit Hörstress zu tun gehabt haben, sondern mit einer mentalen Anstrengung, genügt es völlig, nur kurz meine Ohren auszumachen. Gerade für ein paar Minuten. Dann tritt eine Entspannung ein, die sich ein Normalhörender nicht vorstellen kann. Ich bin mir sicher, dass man dabei den nachlassenden Muskeltonus in meiner Nackenmuskulatur messen könnte. Genau wie meinen sinkenden Puls. Diese absolute Ruhe ist mit nichts zu vergleichen. Ich komme später noch einmal darauf zurück, aber so viel sei gesagt: Nie wieder ein normales Gehör, welches man nicht ausstellen kann. Natürlich wäre es schön, wenn das Implantat von außen nicht mehr sichtbar wäre, aber das ist das kleinste Manko. Meine Ohren ausschalten zu können, will ich nie wieder missen.

Dass besagte Ohren gemeinsam mit einer Braunüle und Amors Hilfe dafür sorgten, dass ich meinen Mann kennenlernte, habe ich bereits erzählt. Nur war er damals eben noch nicht mein Mann und wir hatten auch noch keine Kinder. Unser erstes Date hatten wir in einer kleinen Bar in Eimsbüttel. Er war der erste Mensch gewesen, der mich nach so kurzer Zeit und so direkt auf meine größte Schwäche angesprochen hatte, ohne mich dabei zu verschrecken. Und da mir klar war, so jemanden nie wieder zu finden, habe ich ihn kurzerhand geheiratet. Okay, es lag auch daran, dass er ganz romantisch um meine Hand angehalten hatte. Doch trotz dieser Zweisamkeit und der Sicherheit seiner Liebe – etwas fehlte ... Ich hatte inzwischen meine Stelle bei Prof. Suckfüll in der Münchner Martha-Maria-Klinik angetreten und das Gefühl, endlich irgendwo hinzugehören. Beruflich hatte ich also schon sehr viel erreicht. Ich war Oberärztin, ich hatte ein Team um mich herum, das mich schätzte. Wir hatten in München ein schönes Haus angemietet, mit Garten. Ich war bereit für den nächsten Schritt. Genauso wie ich den beruflichen Erfolg anstrebte, so konnte ich mir diesen nicht ohne eine eigene Familie vorstellen. Der Gedanke, 70 zu sein und keine Kinder zu haben, erschien mir grausam. Zudem wollte ich nie ein Einzelkind, träumte von Geschwistern, die miteinander aufwuchsen. Ich selbst komme ja aus einer Großfamilie. Die ersten neun Jahre, also bis zu meiner Erkrankung, gehören noch immer zu den schönsten meines Lebens. Ich hatte bis dahin eine Bilderbuchkindheit auf unserem Bauernhof. Unbeschwert. Mit einem Urvertrauen in die Welt. Das wollte ich für meine Kinder auch. Zwei wären toll oder auch drei. Es war jetzt nicht so, dass mich meine biologische Uhr mit ihrem lauten Ticken in Panik versetzte, aber ich wusste, dass das Thema Familiengründung zeitnah angegangen werden sollte. Es gibt ja diesen Satz, dass es nie den richtigen Zeitpunkt gibt, um Kinder zu bekommen. Irgendwas ist immer. Ja, auch bei mir traf dies zu, als ich eines Morgens den positiven Schwangerschaftstest in der Hand hielt. Trotz der Freude ergriff mich dennoch wie aus dem Nichts eine Unsicherheit. Was würde nun passieren? Wie würde es sein, ein Kind zu haben, Mama zu sein? Ich konnte mir diese Zweifel nicht erklären. Ich wollte ein Baby. Zu all diesem Gedankenchaos zwischen Vorfreude und besagten Ängsten stand eines Abends unser Vermieter vor der Tür und murmelte etwas, was ich anfangs nicht begreifen konnte: »Wir müssen euch leider kündigen. Mein Sohn und seine Frau wollen hier einziehen. Es tut mir leid.« Ich stand nur da, erwiderte nichts. »Es tut mir sehr leid«, sagte er noch mal, drehte sich um und verschwand. Einen Tag später hatten wir die schriftliche Kündigung wegen Eigenbedarf im Briefkasten. Ich verstand die Welt nicht mehr. Wir mussten raus. Aber wohin? Was zum Teufel sollten wir nun tun?

Ich würde schon in wenigen Wochen einen dicken Bauch bekommen. Dann wäre ein Umzug kaum noch zu stemmen, das Kistenpacken, das Tragen und Schleppen könnte ich vergessen. Ich bin niemand, der wie ein Zuschauer in der Ecke sitzt und den anderen beim Schuften zusieht. Erst recht, wenn es um meinen Kram geht. Nein, das wollte ich nicht. Mal abgesehen von dem Zeitfaktor, der uns bis zur Geburt blieb, mussten wir erst mal eine neue Bleibe finden. Und das in München. Da hätte ich auch Lotto spielen können (was ich übrigens auch tat, aber ich will nicht vorgreifen). Wir stürzten uns ab diesen Moment auf jede Kaufannonce, durchstöberten die Immobilienportale. Wir fragten jede und jeden. Auch meine Kollegen, allen voran Prof. Suckfüll, unterstützten uns bei der Suche. Es war verzwickt. Alles, was wir uns leisten konnten, schien in einem miserablen Zustand. Alles, was in einem prima Zustand war, in dem wir uns ein Familienleben vorstellen konnten, war im Gegenzug schlicht nicht zu bezahlen. Obendrein setzte mich meine Schwangerschaft zunehmend außer Gefecht. Wer glaubt, dass das Schicksal keinen Humor hat, der irrt sich gewaltig. Auch wenn ich diesen Humor als ziemlich schwarz empfinde. Es war im ersten Drittel meiner Schwangerschaft. Als ich nach Hause kam, saß mein Mann mit gesenktem Kopf am Küchentisch. Seine Basecap war tief ins Gesicht gezogen. Oje, was war geschehen? Ich befürchtete das Schlimmste. Eine weitere Hiobsbotschaft würde ich nicht ertragen. Er sah mich an und sagte nur: »Wir haben eine Greencard gewonnen!« Bitte was? Ich dachte an einen schlechten Scherz. Ernsthaft?! Ausgerechnet jetzt? Mein Mann war ein Amerika-Fan. Seit unserem ersten gemeinsamen Urlaub und spätestens nach unseren Flitterwochen träumte er davon, eines Tages auszuwandern. Die USA verlosen jedes Jahr um die 50 000 Greencards, die ein unbefristetes Leben und Arbeiten in den Vereinigten Staaten ermöglichen. Mein Mann spielte seit zehn Jahren. Mich hatte er nach unserer Hochzeit ebenfalls angemeldet. Und ich hatte gewonnen, nach nicht einmal einem Jahr. Und da wir beide verheiratet sind, galt diese Arbeitserlaubnis auch für ihn. Ich starrte ihn eine Weile an. Dann wurde mir so übel, dass ich mich übergeben musste. Noch immer zitternd saß ich verzweifelt auf dem Boden des Badezimmers. Ich konnte mich in diesem Moment nicht freuen und ich hasste mich dafür. Ich wusste, dass sich mit dieser Greencard der Herzenswunsch meines Mannes erfüllt hatte. Wie oft schon hatte er mir von Kalifornien vorgeschwärmt, davon, wie gern er mit mir in einem sonnigen und warmen Klima leben würde. Ich empfand die USA ebenso als ein reizvolles Ziel. Aber meine Martha-Maria-Klinik aufzugeben? Diesen einen Ort, an dem ich mich endlich akzeptiert und geschätzt fühlte? Diese Stelle in München aufzugeben, hieß, dass ich meinen Traum für ihn aufgeben musste. Aber ich würde es tun – aus Liebe. Mein Mann hatte jede meiner Entscheidungen mitgetragen und unterstützt. Er war mir nach München gefolgt. Jetzt war ich dran. Ich hatte ihm immer gesagt, dass, wenn er einen Weg in die USA finden würde, was ich mir nicht wirklich vorstellen konnte, dann würde ich mitkommen. Ich wollte, dass er glücklich ist.

Doch noch war die häusliche Situation zu klären. Mit dem Wissen im Hinterkopf, aufgrund der Elternzeit eine längere Phase vor mir zu haben, in der ich sowieso nicht im Martha-Maria würde arbeiten können, erhöhte sich natürlich der Radius bei der Wohnungssuche. Wir hatten das große Glück, dass meine Schwiegereltern gerade selbst umgezogen waren. Dadurch hatten sie eine Wohnmöglichkeit für uns. Also hieß es umziehen. Zurück in den Norden. Das Wohnproblem war gelöst. Trotz allem empfand ich die Umstände weiterhin als sehr belastend. Vor allem körperlich ging es mir von Woche zu Woche schlechter. Mein Mann hatte den kompletten Umzug deshalb alleine bewerkstelligt. Keine Ahnung, wie ihm das innerhalb weniger Tage gelang, all unsere Möbel von der Isar an die Elbe zu bringen. Aber als wir in Hamburg ankamen, war alles fix und fertig eingerichtet. Das Gespräch mit Prof. Suckfüll war eines der schwierigsten Dinge in meinem Leben, die ich hinter mich bringen musste. Ich fühlte mich, als würde ich ihn verraten. Ihn, meinen Mentor, meinen Lehrer. Er hatte alles möglich gemacht, dass ich mich in München wohlfühlte, und ich ließ ihn jetzt im Stich. Wieder überraschte er mich mit einer Art von Verständnis, die ich ihm niemals vergessen werde. Er konnte meine Entscheidung nachempfinden, wie er sagte, und er wünschte mir nur das Beste. So ungünstig die ganze Konstellation für mich war, sie hatte etwas Gutes: Mein Arbeitsplatz in München war durch die Elternzeit bis zu drei Jahre lang sicher. Also würde ich einfach meine Elternzeit in den USA verbringen. Und falls es anders kommen sollte, käme ich einfach zurück. Diese offene Hintertür machte den Abschied vom Martha-Maria wenigstens etwas leichter für mich.

Dennoch sollte es noch mehrere Monate dauern, bis wir im Flieger in Richtung Kalifornien saßen. Dieser ganze Prozess, ab der E-Mail mit der Gewinnbenachrichtigung bis zu jenem Tag, an dem du deine Greencard in den Händen hältst, zog sich fast ein ganzes Jahr. Wir mussten unzählige Formulare ausfüllen. Es gab eine umfassende Gesundheitsprüfung, die selbst bezahlt werden musste. Auch die geforderten Impfungen übersteigen deutsche Standards. Aber ich hatte meinen Mann noch nie etwas so leidenschaftlich verfolgen sehen wie die Organisation unserer Auswanderung. Obendrein mussten wir ausreichend Geld auf unserem Konto nachweisen. Für den Fall, dass einen die amerikanische Grenzpolizei trotz der Greencard ablehnt, kann davon der direkte Rückflug bezahlt werden. Einen Tag vor dem Geburtstag meines Mannes im März 2017 erhielten wir endlich die Einladung für das finale Treffen in der amerikanischen Botschaft in Frankfurt. Bei diesem Termin wurden noch einmal sämtliche Unterlagen und Anforderungen überprüft. Kurz darauf bekamen wir einen versiegelten Umschlag mit drei Greencards. Auch unser inzwischen geborener Sohn bekam eine eigene Greencard. Das Fotoshooting für das Greencard-Foto war jeden Cent wert!

Im Mai 2017 flogen wir gemeinsam mit unserem kleinen Sohn zunächst für vier Wochen in ein angemietetes Haus in Mar Vista, Kalifornien, einem Stadtteil nahe dem Pazifik zwischen Venice Beach und Santa Monica. Diese 28 Tage dienten dazu, ein neues Zuhause in Kalifornien zu finden. Schließlich verliebten wir uns in ein schönes Haus in den Santa Monica Mountains. Parallel nutzen wir die Zeit, um meine berufliche Zukunft zu planen. Als Ärztin in den Vereinigten Staaten konnte ich nicht praktizieren. Das deutsche Examen wird in Amerika nicht anerkannt, ich müsste dort erneut drei Examensprüfungen ablegen. Aber es gab ja noch die Forschung. Natürlich war ich mit Leib und Seele eine Chirurgin. Aber solange ich all meine Energie zumindest dafür verwenden könnte, die Cochlea-Implantat-Entwicklung voranzutreiben, sei es in beratender Funktion oder wie gesagt als Forschungsleiterin, wäre das für mich in Ordnung. Zumindest eine gewisse Zeit. Eine Bekannte meines Mannes hatte mir netterweise einen Kontakt zu einem Geschäftsmann in L. A. vermittelt. Einem Milliardär mit hervorragenden Beziehungen zur UCLA, der University of California Los Angeles. Dort gab ein neues Cochlea-Implantat-Forschungsprogramm. Das klang vielversprechend. Zurück in Deutschland, hatten wir noch acht Wochen Zeit, unser Leben in Kisten seesicher zu verpacken. Für Ende Juli war die Spedition bestellt. Mein Mann flog schließlich voraus, um alles in unserem neuen Heim vorzubereiten. Ich blieb mit unserem wenige Monate alten Sohn zurück, in einem leeren Haus und mit zwei Koffern. Drei Wochen später saßen auch wir im Flieger. Es war ein One-Way-Ticket. Von Frankfurt nach Los Angeles. Kleiner Tipp am Rande für alle Mamis und Papis, die mit einem Baby einen 11-Stunden-Flug planen: Bucht einen Nachtflug. Unser Flieger startete morgens um zehn Uhr. Fehler! Ich hatte zwar die ganze Nacht geschlafen, aber mein Sohn eben auch. All die Spielzeuge, die ich eingepackt hatte, fand er bereits nach zehn Minuten gähnend langweilig. Für einen Film war er noch zu klein, das Geflimmer auf dem Monitor interessierte ihn nicht. Er wollte einfach nicht begreifen, wieso ich ihn nicht herumkrabbeln ließ und warum er die leckeren Krümel in den Ritzen nicht essen durfte. Nach fünf Stunden hatte ich keine Ideen mehr, wie ich meinen dauerquengelnden Junior beschäftigten sollte. Er schlief nicht. Er spielte nicht. Er wollte nicht sitzen, nicht liegen. Bis dieses Quengeln in Schreien überging. Ein lautes, zorniges, sich unverstanden fühlendes Schreien. Diese Art von Schreien, bei dem dich sämtliche Sitznachbarn irgendwann am liebsten aus dem Flieger werfen würden. Ich spüre heute noch die genervten Blicke auf meinem Rücken, als ich Runde für Runde mit meinem Sohn auf dem Arm durch die Gänge marschierte. Es war der schlimmste Flug meines Lebens.

Vielleicht hätte ich diesen, ich nenne es mal vorsichtig schwierigen Start als schlechtes Omen ansehen sollen. Tatsächlich saßen wir keine sechs Monate später zurück im Flieger nach Deutschland. Aber noch wartete ich im Terminal voller Vorfreude auf meinen Mann. Wir hatten ein Auto mit Kindersitz und Klimaanlage. Letzteres war essenziell, denn das Thermometer zeigte Ende August noch 48 Grad im Schatten an. Die ersten Tage verbrachten wir damit, uns im wahrsten Sinne des Wortes zu akklimatisieren. Für jeden Greencard-Inhaber war es zunächst Pflicht, die amerikanische Führerscheinprüfung abzulegen. Danach suchte ich mir ein Fitnessstudio mit Aircondition und Kinderbetreuung. Ich hatte es mir im Vorfeld zwar ausgemalt, wie schön es wäre, mit meinem Sohn im Buggy täglich an der Strandpromenade joggen zu gehen. So wie man es aus den Filmen kennt. Tatsächlich joggte hier niemand. Die Hitze machte einem einen Strich durch die Rechnung. Nach neun Uhr morgens war Outdoorsport unmöglich. Dazu kam die enorm hohe Feinstaubbelastung. Nachdem ich das dritte Mal draußen joggen war, bekam ich Nasenbluten. Kein Wunder, dass mir noch niemand beim Laufen begegnet war und dass die meisten Spaziergänger und Gassigeher nur mit einer Feinstaubmaske vor die Tür gingen.

Aber ich war ja nicht nur hier, um Sport zu treiben. Meinen ersten Termin für ein Vorstellungsgespräch hatte ich im renommierten House Ear Institute. Es wurde 1946 von Howard P. House gegründet und ist bis heute ein bekanntes, wenn nicht das bekannteste Institut für Ohrforschung. 1969 wurde von dessen Bruder William House die weltweit erste Cochlea-Implantation durchgeführt. Hier zu arbeiten, bedeutete, Teil der Geschichte zu sein. Vor ein paar Jahren bekam der Glanz des Institutes durch eine finanzielle Bankrotterklärung zwar ein paar Kratzer ab. Schuld war wohl ein eklatantes Missmanagement bei den Forschungsgeldern. Trotzdem gab es dort ein spezielles Programm für ausländische Ärzte. Einen Haken gab es dabei: Das Institut lag in einem inzwischen kriminellen und umstrittenen Viertel von L. A. Die dortige Verbrechensrate war riesig. In der Nähe des Institutes zu wohnen, ist ohne vergitterte Fenster nicht möglich. Keine idyllischen Aussichten für eine junge Familie. Ich behielt diese Option zunächst im Hinterkopf. Auch deshalb, weil es sich als äußerst schwierig erwies, in einer implantierenden Klinik einen gut bezahlten Job zu bekommen. Das lag nicht daran, dass es keinen Bedarf gab, sondern es scheiterte vielmehr am Geld. Trotz Obama Care bekamen schwerhörige Patienten kaum staatliche Zuschüsse für Implantate. In der Metropolregion Los Angeles leben rund 13 Millionen Menschen. Der Bedarf derer, die ein Implantat rein statistisch bräuchten, liegt bei einem Prozent, das wären 130 000 Patienten. Selbst das House Ear Institute implantiert nur etwa 80 bis 100 Menschen pro Jahr. Kaum jemand trägt dort Hörgeräte. Die Stigmata sind natürlich in einer auf die optische Erscheinung eines Menschen fixierten Gegend noch ausgeprägter als ohnehin schon. Abgesehen davon, dass es sich niemand leisten kann. Ein Jahresverdienst von 100 000 Dollar gilt hier in Los Angeles fast schon als Armutsgrenze. Wer sich in einem der sicheren Viertel ein Haus mieten möchte, der muss zwischen 6000 und 8000 Dollar rechnen – pro Monat. Das Leben in der »Stadt der Engel« ist so unsagbar teuer. Dazu kommen Auto, Krankenversicherung, Rentenversicherung, die Kosten für Kinderbetreuung und Schule. Bei einem durchschnittlichen Einkauf im Supermarkt mit zwei vollen Tüten bist du locker 150 Dollar los. Des Weiteren sind die Steuersätze fast so hoch wie in Deutschland. Ich muss gestehen, wir hatten all dies unterschätzt. Beziehungsweise sind das Dinge, die du als Tourist so nicht erfährst. Der letzte Punkt auf der Minusliste sind die knallharten Mietverträge. In L. A. gibt es grundsätzlich nur Einjahresmietverträge. Eine Verlängerung obliegt dem Vermieter. Früher kündigen? Nicht möglich. Im amerikanischen Slang heißt es nicht grundlos, dass du als Mieter »on the hook« bist, also wie ein Fisch am Haken des Vermieters. Man zappelt so lange, bis der Vermieter einen freigibt. Im Grunde genommen kannst du also deine Jahresmiete ein Jahr im Voraus entrichten, du musst sie sowieso bezahlen. Dafür sorgt der Sheriff.

Warum ich das so im Detail weiß? Weil wir unser ursprünglich angemietetes Haus in den Santa Monica Mountains vorzeitig verlassen mussten. Unser kleiner Sohn vertrug den Smog überhaupt nicht. Wir dachten, es sei schön, weiter oben am Berg zu wohnen. Wegen der Aussicht und der Nähe zu Hollywood. Aber du bekamst eben auch die volle Breitseite der riesigen Mojave-Wüste aus dem Osten zu spüren. Diese Luft war nicht nur sehr heiß und schmutzig, sondern voller Pilzsporen, was für Allergiker wie meinen Mann eine echte Bedrohung darstellen kann. Außerdem verursacht diese Luft eine sogenannte Farmerlunge, also eine chronische Entzündung der Lungenbläschen, ausgelöst durch eine hohe Staubbelastung. Wir Mediziner sprechen von einer *exogen allergischen Alveolitis.* Unser Sohn hustete immer öfter, schließlich die ganze Nacht durch. Wir checkten die Feinstaubwerte nahe gelegener Messstationen auf einer Internetseite und fielen vom Glauben ab, als wir lasen, was wir da eigentlich einatmeten. Kein Wunder, dass hier niemand Cabrio fährt. Sofort kamen mir die Bilder der Spaziergänger mit ihren Feinstaubmasken in den Sinn. Ich hielt es anfangs für übertrieben, aber ich täuschte mich. Wir besorgten uns ebenfalls Feinstaubmasken fürs Gesicht, dazu Luftreiniger und -befeuchter aus dem Baumarkt. Nichts davon half. Der Husten unseres Sohnes verschlimmerte sich zusehends. Ein Umzug war unvermeidlich. Allerdings stellt ein krankes Kind in den USA keinen Kündigungsgrund für ein Mietverhältnis dar. Wir zappelten an besagtem Haken. Und wir mussten weiter unsere Miete bezahlen, trotz des Auszuges. Wir hatten uns zwischenzeitlich einige Häuser angesehen, die näher am Meer lagen. Mar Vista oder Venice Beach sind, wie wir bereits wussten, gut gelegene und noch einigermaßen bezahlbare Stadtteile. Wir dachten auch an Malibu. Aber das Problem mit Malibu ist, dass der Pacific Coast Highway die einzige Verkehrsader zwischen Malibu und dem Rest der Stadt ist. Diese Straße ist zur Rushhour morgens zwischen 5:30 und 9:30 Uhr sowie abends zwischen 16 und 20 Uhr heillos verstopft. Wir hatten tatsächlich ein schönes Townhouse in Venice entdeckt, allerdings wären wir auch hier wieder »on the hook« gewesen. Wieder Miete für mindestens ein Jahr. Und das Ganze bei meiner noch unklaren Jobsituation. Also entschieden wir uns zunächst, noch einmal das Haus in Mar Vista zu mieten. Dieses Haus musste tageweise bezahlt werden und war dementsprechend teuer. Aber man konnte jederzeit völlig unkompliziert wieder kündigen.

Es wurde Zeit für meinen letzten Trumpf, den netten Milliardär mit den Kontakten zur UCLA. Ich hatte zwar zwischenzeitlich noch einige Hospitationen und Praktika und dadurch weitere Jobangebote, unter anderem bei der USC, also der University of Southern California. Das Cochlea-Implantat-Programm an der USC wurde von einem Professor geleitet, dessen persönliche Spezialisierung nicht nur auf diesem Gebiet lag, sondern ebenso in der Schädelbasischirurgie und in der Entfernung von Tumoren am Hörnerv. Die Forschung reizte mich, doch vakant war zu dieser Zeit nur eine Stelle als Patientenkoordinatorin. Was zugegeben nicht meinem Anspruch entsprach und mir finanziell auch nicht weiterhalf. Da erhoffte ich mir von der University of California Los Angeles deutlich mehr. Der Milliardär hielt Wort und vermittelte ein Gespräch mit der dortigen Chefärztin der HNO-Abteilung der UCLA im Dezember 2017. Ihre persönliche Spezialisierung bezog sich auf HNO-Tumore und deren Behandlung. Sie bot mir konkret an, eines der Forschungsprojekte zu übernehmen. Ein großartiges Jobangebot, keine Frage. Aber es brachte mich ebenso wenig meinem Ziel näher, schwerhörigen und ertaubten Menschen zu helfen. Letztlich sprach immer mehr gegen eine Zukunft in den USA. Die Jobsituation, die Wohnproblematik und vor allen Dingen die Gesundheit unseres Sohnes. Natürlich hätten wir uns auch woanders in Amerika ein Leben aufbauen können, aber wir wollten keine weiteren Kompromisse eingehen. Es hat wohl nicht sollen sein. Aber wir hatten es versucht. Ich lehnte dankend das Jobangebot ab, wir kündigten unser Haus und mieteten uns einen Camper. Wir wollten dieses Land nicht verlassen ohne einen gebührenden Abschied in Form eines sechswöchigen Roadtrips quer durchs Land. Von Kalifornien bis nach Florida. Ich verließ den Sonnenstaat dennoch mit einem Lächeln und der Idee für dieses Buch. Die ersten Entwürfe entstanden während dieser Wohnmobiltour irgendwo zwischen Texas und Mississippi. Ich machte mir zudem Gedanken, wo und wie ich in Deutschland wieder

Fuß fassen könnte. Meine Stelle im geliebten Martha-Maria war vermutlich längst anderweitig besetzt. Ich hätte natürlich auf mein Recht auf eine adäquate Position bestehen können, aber das wollte ich nicht. Diese Klinik hatte so viel für mich getan, insbesondere Prof. Suckfüll. Ich wollte keinesfalls undankbar erscheinen und für Probleme sorgen. Über eine Freundin erfuhr ich, dass es eine vakante Stelle an einer Hamburger HNO-Klinik gab. Der Chefarzt sei ein Mensch, mit dem man gut arbeiten könne. Sie beschrieb ihn mir als außerordentlich freundlichen und fairen Kollegen. Natürlich hatte ich nicht erwartet, dass sich mein Münchner Traum wiederholen würde. Ich versuchte mich vielmehr darauf vorzubereiten, dass diese Stelle meilenweit davon entfernt wäre. Aber es klang vielversprechend. Anfang 2018 saßen wir im Flieger zurück in die Heimat. Wir hatten einen Nachtflug gebucht. Unser Sohn schlief friedlich in seinem Sitz ...

Auf die Jahrestagung der Deutschen Cochlea Implantat Gesellschaft (DCIG) im Juni 2018 wartete ich fieberhaft. Nirgendwo war es besser, Kontakte zu knüpfen und Joboptionen auszuloten. Die Tagung fand in Hamburg statt, ein Heimspiel sozusagen. Ich buchte die gesamte Veranstaltung. Auch das Hamburger CI-Zentrum präsentierte sich mit zwei Beiträgen. Obwohl es eine sogenannte Klinik der Maximalversorgung ist, hatte ich noch nicht wirklich von dieser Institution gehört. Ich wusste zwar, dass es sie gab. Aber dass dort eine eigene HNO-Hauptabteilung existierte, war mir bis dato neu. Der Audiologe hielt einen sehr guten fachlichen Beitrag über das Hörtraining mit einer App. Die App war aus meiner Sicht eine tolle Innovation. Die Vernetzung zwischen den Implantatprozessoren und dem Smartphone wurde immer wichtiger, warum dann nicht gleich das Hörtraining von der App des Handys in den Prozessor einspielen? Den Namen des Audiologen merkte ich mir. Und ich traf ihn kurz darauf wieder bei meinem dortigen Vorstellungsgespräch. Auch in diesem Gespräch machte der Audiologe einen äußerst kompetenten Eindruck. Eine Zusammenarbeit war für mich gut vorstellbar. Entgegen meiner Erwartung war auch der Oberarzt überaus entgegenkommend. Er war sofort bereit, mit mir gemeinsam zu operieren. Das fand ich stark. Normalerweise sind gerade Oberärzte nicht gerade dafür bekannt, operativ irgendetwas zu teilen oder gar abzugeben. Einige Tage darauf suchte ich die Klinik ein weiteres Mal auf. Diesmal mit meinem Rennrad. Ich wollte testen, ob die Strecke radeln machbar war. Dass ich auch diese Aufgabe nur mit der nötigen körperlichen Fitness würde bewältigen können, war mir klar. Ich fuhr zur Klinik, drehte zufrieden um. Mit Rückenwind im doppelten Sinne.

Am 1. August 2018 unterschrieb ich einen Arbeitsvertrag in der Hamburger Klinik – als neue Leitung des Cochlea-Implantat-Zentrums. Ich hatte ein ordentliches Gehalt und einen Tag pro Woche im Homeoffice verhandelt. Was 2018 für einen Mediziner in meiner Position einen absoluten Kolibri darstellte, also eine extreme Seltenheit. Dass sich dies in nur zwei Jahren im Rahmen der Coronapandemie normalisieren würde, konnte sich zum damaligen Zeitpunkt niemand vorstellen. Heute ist Homeoffice Usus. Der Start in diesem großen Konzern fiel mir dennoch nicht ganz leicht. Unter anderem deshalb, weil wir noch keinen Betreuungsplatz für unseren Sohn hatten. Wie rar gute Kitaplätze wirklich sind und wie lange die Wartezeiten, kann man sich kaum vorstellen. Zudem passen die Zeiten überhaupt nicht zu einer Mutter, die Vollzeit berufstätig ist. Da half mir auch der eine Tag im Homeoffice nicht weiter. Also holten wir uns eine Nanny ins Haus. Ich stürzte mich trotzdem mit Feuereifer auf diese neue Herausforderung, beschäftigte mich zunächst damit, die vorliegenden Strukturen zu optimieren. Besonders die Voruntersuchungen und die Nachsorge standen für mich im Fokus. Ganz wie ich es in München gelernt hatte, sah ich mir zuerst die Audiologen und Logopäden im Haus an. Ich versuchte auch hier, alles zusammenzuführen und eine grundsätzlich gemeinsame Struktur aufzubauen. Ich initiierte eine interdisziplinäre Besprechung, konzipierte einen Nachsorgepass und stellte die in München entwickelte Hörtrainings-CD zur Verfügung. Aber das waren nicht die einzig dringend notwendigen Erneuerungen. Das Zentrum existierte seit fünf Jahren. Doch bislang ohne Akustikpaneele. Ich organisierte einen gemeinsamen Termin der hier beteiligten Disziplinen wie der Hygiene und dem Architekten. Keine vier Wochen später wurden die ersten Schallschlucker an die Wand geschraubt. Es war eine Wohltat für die Ohren. Obendrein gründete ich ein Netzwerk aus CI-Akustikern rund um Hamburg. Auch um die Vergütung der Nachsorge durch die Krankenkassen kümmerte ich mich. Ich stellte ein tragfähiges 86-seitiges Konzept auf die Beine und wurde von den Krankenkassen zu einem Sondierungsgespräch eingeladen. Kurzum: Es tat sich einiges. Aber leider alles mit Gegenwehr. Das CI-Zentrum passte von der Struktur her an sich bestens in die Hamburger Klinik. Es war schließlich eine »Kopfklinik« mit Neuroradiologen, Neurologie und Psychiatrie. Nur das Herz fehlte, im wahrsten Sinne. Ich wollte dieses Hörzentrum ganz im Sinne meiner Patienten ausfüllen. Es sollte wie im Martha-Maria eine Anlaufstelle für Patienten werden, die auf Hilfe hoffen. Aber diese Vorgehensweise wurde leider nicht von allen unterstützt beziehungsweise sogar torpediert. Ich hatte zwar laut Arbeitsvertrag die Leitung, aber diesen Titel trug ich nur auf dem Papier. Die Wahrheit war: Ich durfte nichts entscheiden. Ich sollte meine Expertise zur Verfügung stellen, aber ansonsten bitte bloß nicht mitreden. Es war ein Machtkampf, den ich vielleicht sogar gewonnen hätte. Aber mir wurde diese Entscheidung letztlich durch meine Gynäkologin abgenommen. Ich war mit meiner kleinen Tochter schwanger. Es war inzwischen Anfang 2020. Zum allgemeinen Risiko, schwanger in einer Klinik zu arbeiten, kam obendrein die Angst vor einem neuen Virus namens

SARS-CoV-2 dazu oder kurz Corona. Die Infektionsgefahr für Mutter und Kind war damals völlig unklar. Es gab so gut wie keine Daten, keine Empfehlung. Es bestand der Verdacht, dass das Virus intrauterine Schäden anrichten könnte, also innerhalb der Gebärmutter. Meine Gynäkologin verbot mir aus medizinischen Gründen weiterzuarbeiten. Ich wurde nicht krankgeschrieben, sondern bekam direkt Berufsverbot. Ich beschloss, dieses Verbot als Chance für einen Neuanfang zu sehen. Ich kündigte den Job und konzentrierte mich auf meine Familie. Ich war Mama eines zauberhaften Sohnes und trug unter meinem Herzen meine kleine Tochter. Mein zweites Wunschkind. Ich wusste, wenn sich diese Tür schließen würde, öffnete sich eine andere. Die Klinikmanagerin wollte mich dennoch partout nicht ziehen lassen. Sie bot mir die Sektionsleitung an, inklusive Personalverantwortung. Ich hätte damit dann wirklich die Leitung des gesamten Cochlea-Implantat-Zentrums, nicht nur auf dem Papier. Es war bereits mit dem CEO abgestimmt. Ich müsste nur noch »Ja« sagen. Zugegeben: Ich war geschmeichelt. Doch ich hatte meine Entscheidung bereits gefällt.

Auch wenn ich nicht wusste, wohin mich meine Reise letztlich führen würde, so spürte ich genau, dass dieser Weg nicht der richtige für mich sein würde. Ein paar Monate später, meine Tochter war inzwischen auf der Welt und vervollständigte unser Familien-Glückskleeblatt, nahm ich an einem Persönlichkeitscoaching teil. Diese Frau war systemische Beraterin und Expertin in puncto Karriereförderung. Sie ermutigte mich in meinen Plänen und stärkte mein Selbstbewusstsein dahingehend, dass ich der Position einer Chefärztin gewachsen sei. Sie sagte, ich würde das packen. Sie sagte, ich solle mich trauen, ich sei gut und in meinem Element, wenn ich gestalterisch tätig sein könne. Ganz ehrlich, dieses Gespräch war an sich nichts Spektakuläres, aber es tat mir so unfassbar gut. Ich war eine arbeitslose Zweifachmama mit einem Hörschaden und einem angeknacksten Ego. Ich brauchte ein paar aufbauende Worte. Wie heißt es so treffend: »Wessen wir am meisten im Leben bedürfen, ist jemand, der uns dazu bringt, das zu tun, wozu wir fähig sind« (Ralph Waldo Emerson). Mein Selbstwertgefühl war zurück und der Schütze in mir hatte das nächste Ziel im Visier: die Klinik Manhagen in Großhansdorf. Manhagen klang für mich perfekt. Es war eine Fachklinik für Orthopädie und Augenheilkunde. Hier werden die Blinden durch den Einsatz von Kunstlinsen wieder sehend operiert und die, die nicht laufen können, durch den Einsatz künstlicher Hüftgelenke wieder mobil. Fehlte eigentlich nur die Klinik für die Gehörwiederherstellung. Es würde also rein thematisch hervorragend in das bereits vorhandene medizinische Spektrum passen.

Dazu hatte die Klinik eher einen familiären Charakter und lag obendrein wunderschön in einem Park. Das ideale Umfeld für ältere Menschen, die sich vor einer großen Uniklinik scheuen. Ich nahm mir vor, in Manhagen mein eigenes Hörzentrum aufzubauen. Es war ein realistisches Vorhaben, weil es in Schleswig-Holstein so gut wie keine Versorgung mit Cochlea-Implantaten gab. Zudem wohnte der ärztliche Direktor bei uns im Viertel. Ein ganzes Jahr lang hatte ich diesen Plan verfolgt. Leider vergeblich. Ich habe dabei wahrlich versucht, jeden noch so kleinen Strohhalm aufzugreifen, ich war mir für keinen Schritt zu schade. Ich hatte ein Konzept erstellt, untermauert mit fundierten Fakten und Zahlen: Wer braucht ein Implantat? Wie viele Menschen in Deutschland sind schwerhörig? Wie hoch sind die Fallzahlen in Schleswig-Holstein? Es fand schlussendlich sogar ein Treffen mit dem Gesundheits- und Sozialministerium in Kiel statt. Immer angetrieben von dem Gedanken, meine Familie nicht schon wieder entwurzeln zu müssen. Früher, als mein Mann und ich nur zu zweit waren, empfanden wir einen Umzug als unproblematisch. Hauptsache, wir waren zusammen. Jetzt aber waren zwei Kinder mit im Spiel. Mein Sohn war bereits in der Kita, hatte

Freunde. Wir hatten ein Haus, in dem unsere Kinder aufwachsen könnten. Das Wohl meiner Liebsten stand und steht nach wie vor immer an erster Stelle. Ich hatte mich nie als reine Karrierefrau gesehen, habe stets versucht, meiner Familie gerecht zu werden. Diesen schwierigen Spagat zu meistern. Ich war mir eben auch der Verantwortung bewusst, wie wichtig ein stabiles und konstantes Umfeld für meine Kinder war. Ich wollte sie nicht aus ihrer Heimat reißen. Ich wollte ihnen die Kindheit schenken, die ich selbst erleben durfte.

Ein ganzes Jahr versuchte ich darum, rund um Hamburg eine Klinik zu finden, um meine Vision einer optimalen, patientenorientierten Hörklinik in Heimatnähe umzusetzen. Bis ich letztlich doch kapitulieren musste.

Schließlich suchte ich den Rat bei dem einen Menschen, der mir so oft mit Rat und Tat zur Seite stand, meinem Mentor Prof. Suckfüll. Auch er war der Meinung, dass ich definitiv das Zeug zur Chefärztin hatte, wie man so schön sagt. Er schickte mir sogar beispielhafte Chefarztverträge der Deutschen Krankenhausgesellschaft, um mir Vergleiche bei etwaigen Verhandlungen zu ermöglichen. Und wir trafen uns zu einem persönlichen Gespräch beziehungsweise zu einem coronakonformen Spaziergang im Freien. Er kannte mich nur allzu gut und hatte meine Verzweiflung gespürt. Er merkte, dass mir nach einem Jahr auf Jobsuche im Norden die Kraft und der Mut abhandenkamen. Trotz Masken und Mindestabstand spürte ich diesen Halt, den Prof. Suckfüll in diesem Gespräch ausstrahlte. Wir sprachen auch über eine Rückkehr ins Martha-Maria. Er wäre begeistert gewesen, wie er mir versicherte, doch diese Entscheidung oblag der Geschäftsführung. Aber zu wissen, dass er mich gerne zurückhätte, beflügelte mich ungemein. In Hamburg und in Schleswig-Holstein war ich ausschließlich gegen Mauern gelaufen, hier in München wurde ich geschätzt, man hielt mir die Tür auf. Mein Mann konnte sich eine Rückkehr nach München durchaus vorstellen. Er hatte ja in München studiert, hatte Freunde dort. Und in meiner Zeit im Martha-Maria hatten wir in Bayern unsere glücklichste Zeit. Ich spielte sogar mit dem Gedanken, mich selbstständig zu machen und mich im Martha-Maria quasi einzumieten. Oder eine eigene HNO-Praxis zu eröffnen im Verbund mit einem Hörakustik-Fachgeschäft. Als München wieder eine Option war, fiel mir des Weiteren eine E-Mail ein, die ich fast schon vergessen hatte und die alles verändern sollte. Eine Mail, die ich 2018 bekommen hatte. Es war in meiner Zeit im Martha-Maria, als ich den heutigen Regionalgeschäftsführer von Helios Süd kennenlernte. Es war damals eine Stelle als Oberärztin in der Helios HNO-Klinik München vakant, mit einem Jahresgehalt, das das meinige um einiges überstieg. Das Martha-Maria war ein kirchliches Haus und hatte nun mal nicht die gleichen finanziellen Mittel wie eine große Klinik wie diese. Der Geschäftsführer kannte mich und meine Arbeit nur zu gut und er machte mir damals ein Angebot. Er ließ mir überdies einen fertigen Arbeitsvertrag zuschicken. Ich hätte also nur noch unterschreiben müssen. Ich dachte ernsthaft darüber nach. Dennoch, mein geliebtes Martha-Maria verlassen? Nicht zum damaligen Zeitpunkt. Der Liebe wegen? Ja. Nur des Geldes wegen? Nein, dazu war mir das Materielle nie wichtig genug. Also sagte ich Helios ab. Doch ich vergaß diesen Geschäftsführer nicht und er mich zum Glück ebenso wenig. Als ich in Hamburg meine Oberarztstelle angetreten hatte und die Klinik es per Pressemitteilung veröffentlichte, hatte er sich bei mir per Mail gemeldet. Er hatte noch meine damalige Mailadresse. Er gratulierte mir zu meinem Job und sagte, dass er immer gehofft hatte, mich nach den USA mit einer chefärztlichen Leitung an der Helios Klinik begeistern zu können. Kaum war mir diese Mail wieder eingefallen, machte ich meinen Computer an, suchte die Mail heraus und klickte auf Antworten. Ich machte mir keine große Hoffnung, das Jobangebot war zu diesem Zeitpunkt schließlich schon einige Jahre her. Aber ich hatte ja nichts zu verlieren. Ich schrieb ihm, dass ich mit dem Gedanken spielte, zurück nach München zu kommen. Und ich fragte ihn, ob wir telefonieren wollen. Zu dieser Zeit war er noch nicht Regionalgeschäftsführer von Helios Süd, sondern »nur« Geschäftsführer der vier Helios Kliniken rund um München im sogenannten Cluster Oberbayern. Aber er hatte die Macht und die Position, einen Chefarzt einzustellen. Oder eine Chefärztin. Und er sagte mir direkt am Telefon, dass er mich immer noch in seinem Team haben wolle. Er machte keinen Hehl daraus, dass die Führungsriege von Helios beeindruckt von der kleinen Martha-Maria-Klinik und von Prof. Suckfüll war. Diese kirchliche Klinik hatte sich innerhalb weniger Jahre in den Top 10 der Cochlea-Implantat-Zentren etabliert. Ich war Teil dieser Erfolgsgeschichte. Und ich sollte diesen Erfolg in die Helios bringen. Von da an ging es Schlag auf Schlag. Es folgten einige weitere Gespräche, Verhandlungen und schließlich die Unterschrift. Im Juli 2022 ging ich zurück nach München – als neue Chefärztin der Helios Klinik Oberbayern.

Dass ich von »ich« spreche und nicht von »wir«, lag an der häuslichen Situation. Ich hatte mir in den ersten Monaten zunächst ein Hotelzimmer und schließlich eine kleine Wohnung in der Nähe der Helios Klinik gemietet. Mein Mann blieb mit unseren Kindern vorerst noch in Hamburg, ich flog am Wochenende nach Hause oder setzte mich ans Steuer. Das Pendeln war ein reiner Kraftakt, den ich auch nur dank meiner Hörpausen überstand – und der damit verbundenen Regeneration. Und ich wusste, die Zeit war begrenzt. Unser Ziel war, dass unser Sohn in München eingeschult wird. In dem Moment, als klar war, dass wir Hamburg in Richtung Süden verlassen werden, machte sich mein Mann auf die Suche nach unserem neuen Zuhause. Wir wollten keine Zwischenlösung oder eine Wohnung zur Miete, die uns wieder gekündigt werden konnte. Das hatten wir schon einmal erlebt, so etwas brauchten wir kein zweites Mal. Also wollten wir kaufen. Wir wussten von unserer ersten München-Zeit, wie umkämpft und teuer der Immobilienmarkt in der Bayernmetropole ist. Jede Annonce wurde durchstöbert, jedes Onlineportal. Im Frühling dieses Jahres haben wir endlich unser Traumhaus gefunden. Es ist ein bisschen außerhalb der City, idyllisch gelegen am Rande der Berge. Für mich als Rennradfahrerin ein absoluter Traum. Bis zur Klinik sind es allerdings über 40 Kilometer, das ist für einen täglichen Anfahrtsweg nicht immer machbar. Aber auch hier finde ich noch einen Weg. Ich werde wohl auf halber Strecke mein Auto parken und je nach Uhrzeit und Fitgefühl auf dem Heimweg vom Zweirad ins Vierrad umsteigen oder durchradeln. Denn körperliche Fitness ist für mich nach wie vor einer der Schlüssel zum Erfolg. Nur wenige Tage nach der Besichtigung saß mein Mann beim Notar für die Unterschrift des Kaufvertrages. Es war geschafft. Es war perfekt.

Und ja, ich bin angekommen.

KAPITEL 7

DU BIST NICHT ALLEIN

Gemeinsam raus aus der Stille

Ich bin im Rahmen dieses Buches gefragt worden, ob ich mir ein ganz normales Gehör wünsche. Ob ich, wenn ich einen Wunsch frei hätte, mir mein natürliches Gehör zurückholen würde. Noch vor zehn Jahren hätte ich, ohne zu zögern, laut »Ja« geschrien. Und ich wäre mit dieser Entscheidung wahrscheinlich der glücklichste Mensch auf Erden gewesen. Heute ist meine Antwort eine andere. Heute antworte ich mit einem wohlüberlegten »Nein«. Das liegt nicht daran, dass ich mir diesen Wunsch gerne für etwas anderes aufgespart hätte. Der Grund ist vielmehr, dass ich die Stille inzwischen zu schätzen weiß. Ich habe mehr als einmal betont, dass mir die Taubheit mein halbes Leben lang eine Heidenangst einjagte. Diese Angst ist weg. Im Gegenteil: Es würde mir heute regelrecht die Kehle zuschnüren, meine stillen Auszeiten aufgeben zu müssen. Diese akustischen Pausen sind für mich die größte Kraftquelle. Ich nenne es gerne meine »Superkraft« und das meine ich genau so. Wann haben Sie das letzte Mal so richtig tief geschlafen? So tief, dass Sie nichts von ihrer Umwelt mitbekommen haben. Kein Störgeräusch. Keine Sirenen. Kein nächtliches Bellen des Nachbarhundes. Kein Schnarchen. Ich schlafe jede einzelne Nacht so tief. Denn nachts sind meine Ohren aus. Auch tagsüber nutze ich je nach Bedarf die Off-Funktion. Das geht ganz leicht per App oder über eine zusätzliche Fernbedienung. Im trubeligen Flughafen, wenn ich im Terminal wartend lesen möchte? Aus! In meinem Büro beim konzentrierten Schreiben eines diffizilen Patientenberichtes? Aus! Zu Hause, wenn ich nach einem harten Arbeitstag nur fünf Minuten durchatmen möchte? Aus! Ich bin überzeugt, dass ich all die Dinge heute nicht leisten könnte, wenn ich das Privileg der Stille nicht hätte. Gerade der Spagat zwischen Familie und Job ist für mich nur machbar, wenn ich genügend Energie habe. Nicht falsch verstehen: Das soll kein Loblied auf meinen Hörschaden sein, denn Taubheit ist und bleibt eine massive Einschränkung. Dennoch habe ich aus dieser Schwäche eine Stärke gemacht, meine Stärke. Meine Ohren auszuschalten, fühlt sich für mich so an, wie wenn andere ihr Handy aufladen. Der Energiebalken wird von Sekunde zu Sekunde länger. Dazu kommt, dass unser lärmiger Alltag auf Dauer unsere Psyche und Physis belastet. Die krank machende Wirkung von Dauerlärm ist zwar nicht so einfach zu beurteilen wie bei einer Infektionskrankheit, bei der die Ursache gefunden und mit einem Erregerbefund nachweisbar ist. Dennoch kann der permanente »Krach« in unserem Umfeld zu Bluthochdruck, Schlafstörungen und Kreislaufproblemen führen, bis hin zu einem Herzinfarkt. Unsere Augen können wir schließen – unsere Ohren nicht. Zumindest nicht ohne ein ausschaltbares Cochlea-Implantat.

Dieses Umdenken, das eigentlich das Ergebnis eines Lernprozesses war, war auch der Auslöser für meine finale Operation im April 2022. Ich tauschte meine flexible Elektrode, mit der ich mein Restgehör behalten konnte, gegen eine Standardelektrode – und wurde damit zu einhundert Prozent taub. Eine freiwillige Entscheidung, obwohl ich auch ein wenig dahin geschubst wurde. Es war auf meinem Flug von New York nach Hause. Ein Nachtflug. Sechs Stunden nonstop. Bei der Landung bemerkte ich einen Kurzschluss in meiner rechten Elektrode. Wahrscheinlich hatten die Druckunterschiede etwas ausgelöst oder verändert. Ich merkte es, weil es zu Störgeräuschen kam, sobald ich das Gesicht bewegte. Das war ziemlich gruselig, muss ich gestehen, auch wenn ich es mir medizinisch natürlich erklären konnte. In der Klinik ließ ich zeitnah einen Audiologen mein Implantat prüfen. Dieser eine Kurzschlusskontakt wurde ausgeschaltet und die Einstellungen wurden angepasst. Die Technik ließ sich problemlos reparieren, mein Körper aber nicht. Ein Hörtest ergab, dass ich auf diesem Flug obendrein rund 90 Prozent meines ohnehin schon geringen Restgehörs verloren hatte. Ich hörte nur noch zwei Töne und das erst bei knapp 100 Dezibel. Ein Flugzeugtriebwerk nahm ich wahr, ansonsten war es dumpf. Ich weiß noch, wie frustriert ich deshalb war. Wieder drehte sich alles nur um mein Restgehör und um meine Angst, ganz zu ertauben. In diesem Moment beschloss ich loszulassen. Endgültig. Ich beschloss, einfach keine Angst mehr zu haben. Von jetzt an. Ich hatte endlich die Kraft gefunden, meinen Frieden mit dem Taubsein zu finden, und in diesem Moment schien es, als würde eine Tonnenlast von mir fallen. Also legte ich mich unters Messer. Der Arzt, der damals mein rechtes Cochlea-Implantat in Hannover vorgebohrt hatte, war inzwischen als Chefarzt an eine Klinik nach Hildesheim gewechselt. Also ging es nach Hildesheim, ich wollte nur ihn, schließlich saß mein Implantat an meinem rechten Ohr perfekt. Für den Kurzschluss konnte er nichts. Ein Jahr später hielt ich übrigens mit ihm als Chefarztkollegen auf Augenhöhe einen Vortrag auf einem klinischen Kongress, so viel zu der kleinen HNO-Welt. Bei diesem Eingriff entschied ich mich, wie erwähnt, gegen die flexible, hörerhaltende Elektrode. Ich wählte die Standardversion, also exakt das gleiche Modell, das auch in meinem linken Ohr steckt. Ich habe damit seit 13 Jahren ein konstantes, extrem gutes Gehör. Und das wollte ich auf der rechten Seite ebenso. Ich wollte dieses gleiche Hörgefühl. Die perfekte Symmetrie, wenn man so will. Die Operation an sich lief makellos. Ich blieb für eine Nacht auf der Station. Schon deshalb, weil zu Hause eine Zweijährige und ein Fünfjähriger auf mich warteten. Und die würden mich nicht schonen. Doch um ehrlich zu sein, ist eine Nacht dennoch zu wenig. Meinen Patienten empfehle ich immer, mindestens drei Tage stationär zu bleiben, um sich von den Strapazen der OP zu erholen. Es ist nach wie vor ein hochkomplexer Eingriff, bei dem ein Zugang zur eröffneten Hörschnecke und damit zum Gehirn gelegt wird. Das darf man nicht unterschätzen. Immerhin: Es war dessen ungeachtet zum Glück weder schmerzhaft, noch hatte ich ein Schwindelgefühl. Dafür wurde ich mit einem runderen, symmetrischeren und fülligeren Hören belohnt. Es war die beste Entscheidung überhaupt. Ich vertraue dieser Technik voll und ganz. Ich werde für den Rest meines Lebens damit hören können und, na ja, wahrscheinlich auch mit nichts anderem mehr. Das Gute ist: Ich höre mit dem Gehirn, nicht mit den Ohren. Sollte einmal eine neue Therapie aus Stammzellen oder Lichtimpulsen entwickelt werden, könnte ich mein System in den Ohren quasi auswechseln, mein Gehirn bleibt ja geschult. Dennoch berate ich meine Patienten weiterhin grundsätzlich hörerhaltend und operiere so schonend wie nur irgendwie möglich. Aber ich versuche auch, ihnen die Panik vor der Taubheit zu nehmen. Wenn schwerhörige Patienten zu mir in die Sprechstunde kommen, die trotz ihrer Hörgeräte kaum noch etwas verstehen und verzweifelt sind, entgegne ich ihnen mit einem Lächeln: »Das Schlimmste, was Ihnen passieren kann, ist, dass Sie irgendwann so dasitzen wie ich.«

Meine Angst vor der Stille ist nicht nur weg. Sie ist einem Mut gewichen, den ich so nicht erwartet hätte. Am 1. Juli 2022 übernahm ich als Chefärztin die Leitung der neuen Helios Hörklinik Oberbayern am Helios Klinikum München-West. Auch wenn ich meine bis dato schönste berufliche Zeit in München im Martha-Maria-Krankenhaus hatte, wurde mir mit dieser Stelle ein absoluter Traumjob angeboten. Mein Traumjob. Ich bin Deutschlands erste gehörlose Chefärztin, ebenso weltweit die bislang einzige gehörlose HNO-Chefärztin. Ich habe mir als Expertin für Cochlea-Implantate ein Renommee erworben. Denn ich weiß, was ich tue. Ich trage schließlich eine solche Innenohrprothese selbst. Ich sehe mich dennoch nicht in erster Linie als Ärztin oder gar Heilerin, sondern vor allen Dingen als Patientin. Diesen Blick von außen empfinde ich als unersetzlich. Wie möchte ich behandelt werden? Welche Worte würden mich trösten, welche mir Hoffnung schenken? Diese Fragen müssen wir uns selbst stellen. Immer und immer wieder. Warum haben wir denn sonst studiert und warum tun wir das alles? Für die Patienten. Die Medizin sollte niemals der Macht dienen, nicht der eigenen nächsten Studie oder einer gefeierten Publikation. Es ist allein der Mensch, der zählt. All jene, die sich Hilfe suchend an einen Arzt wenden, haben ein Recht darauf, bestmöglich behandelt zu werden. Mehr noch: Ich sehe unsere Helios Klinik nicht nur als ein Hörzentrum an. Es sollte eine Oase sein, in der sich schwerhörige Menschen wohl und sicher fühlen. Ohne Missverständnisse. Das ist mein Anspruch.

Ich mag kein spiritueller Mensch sein, dennoch bin ich der Ansicht, dass das Universum einen bestimmten Plan mit uns hat. Ich glaube an Karma. Daran, dass jeder aus einem speziellen Grund auf der Welt ist. Ich für meinen Teil bin heute davon überzeugt, dass mir die Hirnhautentzündung und der damit einhergehende Hörschaden nicht zufällig passiert sind und dass dieses neunjährige Mädchen aus Marburg nicht umsonst leiden musste. Ich glaube fest daran, dass ich ausgewählt wurde, diesem Schicksal zu trotzen. Und genau das tue ich. Meine ganze Kraft widme ich heute zwei Dingen: meiner Familie, allen voran meinen beiden wundervollen Kindern, denen mein Mann und ich aus tiefster Liebe das Leben geschenkt haben. Und ebenjener Herausforderung, andere Menschen aus der Stille hinauszuführen. Ich möchte noch einmal die buddhistische Weisheit zu Beginn dieses Buches aufgreifen, die mir übrigens eine Patientin und inzwischen sehr gute Freundin hat zukommen lassen:

»Der Schüler fragte den Meister: ›Was tue ich, wenn ich geheilt bin und den Berg erklommen habe ... Wie geht es dann weiter?‹ – Der Meister antwortete: ›Dann gehst du wieder hinunter und hilfst anderen hinauf!‹«

Ich hatte dieses Gipfelkreuz erreicht. In jeglicher Hinsicht. Als CI-Patientin, als Familienmama, als Chefärztin. Und ich war mehr denn je bereit, meine Aufgabe anzunehmen. Ich wusste, wie dieser Weg hinauf zu schaffen ist, welches Schuhwerk es braucht, welches Seil zur Sicherung und welchen Proviant, um den anstrengenden Aufstieg zu meistern. Ich wusste, dass sich dieser Berg selbst mit kaputten Füßen besteigen lässt. Ich war dafür ja der lebende Beweis. Jetzt waren andere dran. Wie eine heutige Freundin von mir. Als sie damals zu mir in die Klinik kam, war sie eine Fremde mit einem Hörproblem, beides sollte sich ändern. Meine Freundin war so gut wie taub zur Welt gekommen, es waren lediglich Hörreste vorhanden gewesen. Aufgefallen war ihr Leiden erst, als sie selbst als Dreijährige noch nicht richtig sprechen konnte. Wenn Säuglinge nach etwa sechs Monaten aufhören zu brabbeln oder Kleinkinder mit zwei Jahren noch so gut wie gar nicht sprechen können, liegt sehr wahrscheinlich eine Schwerhörigkeit vor. Auch wenn ein Kind nur auf laute Ansprache von vorn und nicht auf Geräusche aus der Umgebung reagiert, sollten Eltern aufmerksam werden. Fakt ist: Eins von 1000 Kindern kommt bereits mit einer hochgradigen Schwerhörigkeit oder Taubheit zur Welt. Teils mit fatalen Folgen. Gerade im ersten Lebensjahr werden die wesentlichen Strukturen des Hörsystems angelegt. Es ermöglicht dem Kind, akustische Signale richtig und schnell zu verarbeiten. Eine nicht behandelte Schwerhörigkeit in dieser besonders sensiblen Phase führt dazu, dass diese Kinder entweder nur schwer oder letztlich gar nicht sprechen lernen. Es findet also keine Hörbahnreifung im Gehirn statt. Ursachen für eine frühkindliche Hörschwäche gibt es viele. Es kann erblich bedingt sein oder ausgelöst durch eine Virusinfektion während der Schwangerschaft. Gerade Krankheiten wie Zytomegalie oder Röteln können das Gehör des Fötus immens schädigen. Ebenso bestimmte Arzneien, sogar Antibiotika und diverse Blutdruckmedikamente. Genau wie Chemotherapeutika. Auch Komplikationen bei der Geburt können das Gehör beeinträchtigen oder – wie es bei mir der Fall war – eine Hirnhautentzündung in der Kindheit. Warum meine Freundin ungefragt und brutal in die Stille katapultiert wurde, wusste niemand. Ihre Eltern waren absolut normalhörend, genau wie ihr Bruder. Sie bekam spezielle Hörgeräte von einem Akustiker angepasst und Sprachtraining. Über Jahre hinweg kam ein Logopäde zu ihr nach Hause, um mit ihr das Sprechen vor dem Spiegel zu üben. Das restliche Training übernahmen ihre Eltern. Immer und immer wieder wurde ihre Aussprache korrigiert. Eine harte Zeit, wie sie selbst sagt. Dennoch ist sie ihren Eltern dankbar, denn ohne deren Unterstützung hätte sie das Sprachdefizit kaum aufholen können. Im Vergleich zu mir wurde meine Freundin allerdings auf eine Schule für hörgeschädigte und sprachbehinderte Kinder geschickt. Sie verzichtete in diesen Jahren freiwillig auf ihre Hörhilfen, lernte die Gebärdensprache, baute sich in dieser Gehörlosen-Community einen Freundeskreis auf. Erst bei ihrem Einstieg ins Berufsleben steckte sie sich die Geräte wieder in die Ohren. Ihre Erfahrungen mit den verstopften Ohren sind mit den meinigen absolut kongruent. Sie arbeitete damals bei einem großen Konzern auf einer äußerst kommunikativen Stelle. Jeden Abend fiel sie erschöpft ins Bett, ab nachmittags hatte sie bereits Schwierigkeiten, sich vor lauter Müdigkeit und juckenden Ohren überhaupt noch zu konzentrieren. Sie entschied sich daher für eine Cochlea-Implantation, auch um ihren Job zu sichern. Operiert wurde sie in der Uniklinik rechts der Isar, hier bei uns in München. Zunächst nur auf einer Seite. Der Eingriff galt als erfolgreich, doch die Probleme im Alltag blieben. Vor allem, weil sie mit der Nachsorge teilweise allein gelassen wurde. Sie erzählte mir, wie mühsam es war, mit ihrem neuen Ohr hören zu müssen. Sie musste wieder bei null beginnen. Jeder Ton, den sie von ihren Hörgeräten hatte, klang jetzt fremd. Die hohen und mittleren Töne hatte sie bis dahin überhaupt nicht wahrnehmen können und war mit dieser Klangvielfalt verständlicherweise überfordert. Auch sie machte den Fehler, trotz der Umstellung und der überwältigenden Höreindrücke keine zusätzliche stationäre Reha zu absolvieren. Statt sich Zeit für sich zu nehmen, stürzte sie sich nach einem kurzen Hörtraining zurück in den Arbeits- und Familienalltag. Sie musste funktionieren. Nur ihr Ohr tat es nicht.

Zu dieser Zeit war ich noch im Martha-Maria-Krankenhaus tätig. Wir hatten viele Patienten, die von anderen Kliniken zu uns wechselten, einfach weil sie sich im wahrsten Sinne des Wortes unverstanden fühlten. Auch meine heutige Freundin saß schließlich in meiner Sprechstunde. Sie war unglücklich mit ihrer Hörsituation, auch den Mix aus einem Cochlea-Implantat und einem konventionellen Gerät beschrieb sie als unbefriedigend. Sie hörte vieles noch künstlich. Aber sie hatte Angst davor, sich beidseitig implantieren zu lassen. Auch sie besaß noch einen gewissen Hörrest, auch sie würde mit einer weiteren Implantation völlig ertauben. Es war, als säße mein Spiegelbild vor mir. Ich kannte ihre Sorgen und erkannte in ihren Zweifeln so viel von mir selbst. Jede ihrer Fragen – es waren gefühlt Hunderte – konnte ich beantworten. Einfach schon deshalb, weil ich bereits zwei »Blechohren« besaß. Ich hatte erzählt, dass ich während meines Praktischen Jahres meine Höreinschränkung versteckte, aus Angst, als Ärztin als minderwertig zu gelten. Hier war es das Gegenteil. Dadurch, dass ich selbst eine CI-Trägerin bin, vertraute die Patientin mir und meinem Urteil. Sie fühle sich bei mir gut aufgehoben, wie sie sagte. Nur mit einer Sache hatte sie mich überrascht: Sie wollte auf ihrem linken Ohr ein anderes Implantat eingesetzt bekommen als das, was in ihrem rechten Ohr saß. Es gibt zwei große Marktführer für Cochlea-Implantate: die Firma MED-EL aus Österreich, ein Familienunternehmen aus Innsbruck. Und die Firma Cochlear aus Sydney, mit einer deutschen Niederlassung in Hannover. Es gibt derzeit weltweit rund 300 000 Patienten, die das Modell aus Österreich tragen, und knapp 600 000 mit einem australischen Gerät. Wir im Martha-Maria haben zudem die Implantate der Firma Advanced Bionics angeboten. Die Zahlen der jeweiligen Träger sind geschätzt, eine weltweite Datenbank gibt es nicht. Dennoch dienen diese als Richtlinie und werfen die zentrale Frage in den Raum: Welches Implantat ist besser? Wo liegen die Unterschiede? Für nicht involvierte Menschen mag die Frage nach dem Implantathersteller schwierig nachzuvollziehen sein, aber diese Diskussion hat ein unglaubliches Gewicht. Wenn eine Jeans nicht richtig sitzt, probiert man ein anderes Modell an, bei einem Implantat ist dies leider nicht ganz so einfach. Also braucht es im Vorfeld eine Entscheidung. Die österreichische Firma MED-EL reklamiert für sich den besten Klang, um Musik hören zu können. Aber stimmt das auch? Wie lässt sich das messen? Schließlich wird der Klangeindruck vom Gehirn gesteuert. Und noch etwas bereitete mir Kopfzerbrechen: Waren zwei Implantate von unterschiedlichen Firmen in der Lage, sich genauso zu synchronisieren wie Implantate derselben Marke? Um Störgeräusche aus der Umgebung auszublenden, sind die Implantate rechts und links im Ohr im ständigen Informationsaustausch. Und wie läuft es mit dem Nutzschall ab, also mit der Sprache, die vorn vorne kommt und die rechts und links von den Mikros im Ohr empfangen und verarbeitet wird? Klingt rechts anders als links? Doch meine Freundin ließ sich von ihrer Entscheidung nicht abbringen. Rechts trug sie ein Implantat von MED-EL, links wollte sie eines von Cochlear. Weil es, ihrer Meinung nach, eine größere Auswahl an Zubehör gab, unter anderem um besser telefonieren zu können.

Sie war noch dazu meine erste Patientin, die ich komplett alleine operiert habe. Und sie ist bis heute eines meiner »Meisterwerke«, wenn ich das so selbstbewusst formulieren darf. Die Operation erwies sich nicht nur als voller Erfolg, auch die Zweifel, ob beide Geräte harmonieren würden, waren ab da vom Tisch. Ich habe bis heute viel von ihr und ihrem Mut gelernt. Durch ihre genauen Rückmeldungen bin ich obendrein in der Lage, meine Patienten in puncto Klang, Hörschärfe und Anbindungsmöglichkeiten noch individueller beraten zu können. Es ist sowieso erstaunlich, was die moderne Medizin im Falle meiner Freundin erreicht hat. Sie, die im Grunde eine Gehörlose ist und aus der Gebärdensprache kommt, ist heute ein akzeptierter, vollwertiger Teil der hörenden Gesellschaft. Sie ist dazu in einem hoch kommunikativen Job tätig, den sie übrigens mit Bravour meistert. Tägliche Besprechungen, Gespräche mittels Headset, per Freisprecheinrichtung im Auto oder Videokonferenzen über den Laptop – für einen »normal« Hörenden mag all dies beruflicher Alltag sein, für sie ist das wahr gewordene Science-Fiction. Bis heute sind wir befreundet. Sie half mir auch bei meiner Rückkehr nach München und meinem Neuanfang in der Helios Klinik. Gute Ohren, großes Herz. Eine super Kombi, wie ich finde.

Aus meiner Zeit im Martha-Maria-Krankenhaus gibt es noch eine weitere Geschichte, die ich niemals vergessen werde, einfach weil sie mir so sehr ans Herz ging. Und die zeigt, dass der Wunsch, hören zu können und gehört zu werden, nichts mit dem Alter zu tun hat. Zu glauben, dass sich bei älteren Menschen ein solcher Eingriff nicht mehr lohne, ist nicht nur falsch, sondern fatal und schlicht rücksichtslos. Gerade im Alter sind diese Menschen mehr denn je auf ihr soziales Umfeld angewiesen. Es gibt genügend Studien, die belegen, dass unbehandelte Hörprobleme nicht nur das Risiko einer sozialen Isolation und Einsamkeit bei Senioren fördern, sondern auch der größte modifizierbare Risikofaktor für eine Demenzerkrankung sind. Eine hochgradige, unbehandelte Hörstörung kann die Gefahr einer Demenz sogar verfünffachen! Allein zu sein, ist schon schwierig genug. Allein in der Stille gefangen zu sein, nein, das wünsche ich niemandem. Noch schlimmer ist, wenn einen zusätzlich die eigenen Sinne im Stich lassen. Ich hatte während meiner Zeit im Martha-Maria eine Demenzstudie gemeinsam mit der Universitätsklinik Hannover durchgeführt. Die meisten Patienten in unserer Klinik waren 65 und älter. Das lag mitunter daran, dass wir ein kirchliches Haus waren, noch dazu deutlich kleiner und familiärer als eine große Uniklinik. Gemeinsam mit Prof. Suckfüll nahmen wir die bis dato veröffentlichten Demenz-Forschungsergebnisse zum Anlass, unsere eigene Studie ins Leben zu rufen. Wir wollten wissen, wie sich die Wahrnehmung unserer Patienten durch eine Implantation mit Cochlea-Implantaten und damit durch besseres Hören veränderte. Es gibt spezielle Schnelltests, wie den Mini-Mental-Status-Test (MMST), für die Erfassung solch kognitiver Störungen bei älteren Menschen. Oder auch den Uhrentest. Beide psychometrischen Tests werden bei Verdacht auf Demenz angewandt. Darüber hinaus werden sie genutzt, um den Krankheitsverlauf zu verfolgen. Ich begann die Patienten vor der Implantation anhand dieser Tests zu untersuchen, habe überprüft, inwiefern sie sich räumlich und zeitlich orientieren können und wie gut sie im Kopfrechnen sind. All diese Werte wurden nach der Implantation während der Kontrolltermine in der Nachsorge von mir verglichen, um zu sehen, ob sich die kognitiven Fähigkeiten gesteigert haben. Und ob es einen Zusammenhang gibt mit den zunehmend besseren Hörwerten. Die Ergebnisse waren sensationell: Selbst jene schwerhörigen Patienten, die bereits eine beginnende Demenz aufwiesen, konnten sich mit ihren neuen Ohren teils in allen Punkten übertreffen. Es gab Patienten, die mit ihrer Schwerhörigkeit nicht in der Lage waren, eine Uhr aufzumalen. Ein halbes Jahr später nach der Implantation stellte dies überhaupt kein Problem mehr da. Diese Studie zeigte mir auf fast schon schockierende Weise, wie teilweise multifaktoriell unser Gehirn geschädigt wird und abbaut, wenn wir nicht mehr hören.

Aber zurück zu meinem Patienten: Eines Tages betrat ein älterer Herr unsere Klinik. Er war um die 70, freundlich, zurückhaltend, verzweifelt. Auf dem linken Ohr war er taub. Ob es jemals Hörreste auf der linken Seite gab, wusste er nicht. Er konnte sich zumindest nicht erinnern, auf dem linken Ohr jemals etwas gehört zu haben. Mit dem rechten Ohr hatte er dazu mit einer chronischen Entzündung zu kämpfen. Während im Kindesalter die klassische Mittelohrentzündung oder die Bildung eines sogenannten Paukenergusses mit zu den häufigsten Erkrankungen im HNO-Bereich gehören, sind es im Erwachsenenalter jene chronischen Entzündungen, die aufgrund einer Belüftungsstörung entstehen. Die Ursachen für dieses Leiden können vielfältig sein, häufig hängt es ganz einfach mit den anatomischen Verhältnissen zusammen. Die gängige Therapie ist eine minimalinvasive Operation, HNO-Alltag. Dabei wird das entzündliche Gewebe entfernt. Ein ähnliches Prozedere erfolgt bei einem Cholesteatom, das man wie einen gutartigen Tumor therapiert. Ein Cholesteatom mag vielleicht harmlos klingen, aber noch immer sterben Menschen in vielen Entwicklungsländern an dieser fortschreitenden Entzündung. Abgesehen davon, dass das Ohr ständig feucht ist und die Hörleistung gemindert wird, kann es zu einem Druckgefühl führen, zu

Rauschen, Knackgeräuschen und mitunter zu Schmerzen. Wird es nicht therapiert und wächst weiter Richtung Gehirn, kann man, wie erwähnt, daran sterben. Mein Patient war wegen dieses Leidens bereits an einer Uniklinik operiert worden. Auch dort wurde unterschätzt, welche Folgen ein solcher Eingriff für jemanden hat, der auf seinem einzigen noch gesunden, nicht entzündeten Ohr ertaubt ist. Durch die Tamponade nach der Operation wurde ihm das letzthörende Ohr verschlossen. Er wurde zum Gehörlosen gemacht, wenn auch nur temporär. Dennoch ist dies für die sowieso angeschlagene Psyche eine extreme Herausforderung. Nach der ersten OP folgte eine zweite. Es gab wohl Komplikationen, die letztlich auch zu einer hochgradigen Schwerhörigkeit führten. Schließlich wurde ihm ein Cochlea-Implantat nahegelegt. Der Arzt erklärte ihm, dass es sich dabei um eine elektronische Hörprothese handelte, was natürlich stimmt. Dennoch konnte sich dieser arme Mann in seinem Alter darunter schlicht nichts vorstellen. Er hatte Angst, danach alles und jeden wie mit einer künstlichen Roboterstimme zu hören. Für den Rest seines Lebens. Ich war bei diesem Gespräch nicht dabei und kenne daher nur die Version meines Patienten. Allerdings hatte ihn diese Vorstellung so in Panik versetzt, dass er sich umbringen wollte. Lieber tot als solch eine elektrische Prothese. Er stand bereits am offenen Fenster, als eine Schwester ihn im letzten Moment abhalten konnte, zu springen. Als er mir all dies erzählte, wurde mir ganz flau. Und mir wurde einmal mehr klar, wie wichtig – ja wie lebenswichtig – eine gute Aufklärung ist.

Durch Empfehlung tauchte dieser Mann eines Tages bei uns im Martha-Maria auf. Mit jeder Minute, in der wir uns unterhielten, schien sich seine anfängliche Verzweiflung in Hoffnung umzuwandeln. Immer wieder sah er interessiert auf meine Ohren. Dass ihm eine Frau mit einer elektrischen Hörprothese gegenübersaß, die ein ganz normales Leben zu führen schien und obendrein noch Ärztin war, ließ seine Skepsis allmählich verschwinden. Nach intensiven Gesprächen entschied er sich für ein Cochlea-Implantat. Dennoch hatte er weiterhin Panik vor dem Gefühl der völligen Taubheit. Dass wir sein entzündetes Ohr operieren, wollte er nicht. Weil er damit eben noch hören konnte. Was tust du als Ärztin in dieser Situation? Vom medizinischen Standpunkt gesehen, war das Ohr mit der Belüftungsstörung die deutlich bessere Wahl. Dieses Ohr war schließlich aufs Hören trainiert und mir war klar, dass ein Implantat auf dieser Seite zu einem optimalen Hörergebnis führen würde. Aber dann sah ich wieder dieses Bild vor mir, wie dieser verzweifelte Mann vor dem offenen Fenster stand, bereit, in den Tod zu springen. Und ich handelte gegen meine ärztliche Überzeugung.

Wir implantierten auf seiner ertaubten Seite, von der wir nicht wussten, ob er überhaupt jemals gehört hatte, das Implantat unter die Haut. Der Eingriff lief bravourös und der Patient war voller Zuversicht, auch wegen des geringen Risikos: Wenn die Aktivierung nicht funktionierte, hatte es ihn schließlich nur eine Narbe gekostet. Doch es funktionierte. Durch dieses neue Hörerlebnis auf seiner ertaubten Seite fasste er sogar den Mut und die Kraft, auch sein zweites Ohr implantieren zu lassen. Wir hatten durch die engmaschige Nachsorge weiterhin regen Kontakt und ich konnte zusehen, wie dieser Mann von Mal zu Mal lebensfroher, mobiler, aktiver wurde. Als ob er in einen Jungbrunnen gefallen wäre. Er fing an, sich wie früher ehrenamtlich zu engagieren, erzählte mir glücklich von den Ausflügen mit seiner Familie. Als kirchliches Haus hatten wir im Martha-Maria eine Kapelle und einen Pastor. Dort hing ein Briefkasten, in dem Patienten kleine Nachrichten hinterlassen konnten. Eines Tages kam der Pastor mit einem Briefchen in der Hand zu mir ins Sprechzimmer. Diese Nachricht stammte von meinem Patienten. Darauf stand, dass er dem lieben Gott dankt, dass er endlich hören kann. Und er bat den lieben Gott zusätzlich, dass er mich doch bitte beschützen soll. Diesen kleinen handgeschriebenen Zettel hüte ich seither wie einen Schatz.

Eine weitere Patientengeschichte würde ich gerne noch teilen. Denn es war die bis dato größte Herausforderung in meiner chirurgischen Karriere. Ich hatte inzwischen als Chefärztin die Leitung an der Helios Klinik übernommen. Meine Patientin war eine Amerikanerin. Sie kam von Las Vegas eingeflogen, extra für die Sprechstunde. Natürlich gibt es in Amerika genügend Kliniken, die implantieren, aber erstaunlicherweise nicht in diesem Ausmaß wie bei uns. Es gibt kaum eine Klinik in den Vereinigten Staaten, die annähernd an unsere deutschen Fallzahlen herankommt. Zudem gilt das Cochlea-Implantat dort als eine Art Luxusversorgung. Pro Ohr kostet der Eingriff um die 100 000 Dollar. Dass diese Dame bei uns in München landete, lag auch daran, dass ihr Mann ursprünglich aus Bayern stammte. Sie war in Deutschland zwar nicht krankenversichert und wurde als Selbstzahler gebucht. Das Geld war dennoch nicht entscheidend. Was zählte, war unsere Erfahrung auf diesem Gebiet. Irgendwie schmeichelhaft.

Das linke Ohr meiner Patientin war seit rund zehn Jahren ertaubt. Versorgt wurde dies nie. Auf der rechten Seite hatte sich dazu eine mittel- bis hochgradige Schwerhörigkeit entwickelt. Sie hatte ihre eigene Funkanlage dabei. Eine, die ich in dieser Form selbst schon benutzt hatte. Das Mikro hängte ich mir um den Hals, sodass mein Gesprochenes direkt in ihr Hörgerät übertragen wurde. Ich sprach laut, langsam und deutlich. Die englischen Fachbegriffe hatte ich seit meiner USA-Reise nicht vergessen. Wir unterhielten uns lange, sehr lange. Ich spürte mit jeder Silbe, dass nicht nur sie unter ihrer Schwerhörigkeit litt, sondern ebenso ihr Mann und ihre Ehe. Sprich ihr ganzes soziales Leben. Sie fühlte sich einsam – trotz ihres Mannes an ihrer Seite. Sie fasste Vertrauen und entschied sich für den Eingriff. Die Operation hatten wir für Oktober 2022 terminiert. Das Implantat war für ihr ertaubtes Ohr vorgesehen. Die Patientin hielt ihren Therapieplan für die ambulante Rehabilitation zuverlässig ein. Zusätzlich trainierte sie täglich über die direkte Kopplung ihres Smartphones. Sie setzte alles, was ich ihr geraten hatte, in vorbildlicher Weise um. Mich hat ihr Engagement zugegebenermaßen beeindruckt. Wenn ein Ohr für zehn Jahre quasi »aus« ist, dauert es in der Regel mindestens bis zu einem Jahr, um von einem normalen Höreindruck sprechen zu können. Aber ich sollte mich täuschen. Wir hatten vier Wochen nach der Aktivierung des Implantats ein Sprachverstehen von 80 Prozent. Das war unglaublich! Wie angekündigt hatten die beiden daraufhin ihre Koffer gepackt und waren voller Enthusiasmus zurück nach Amerika geflogen.

Anfang 2023 klopfte meine amerikanische Patientin erneut an meine Tür mit dem Wunsch, ihre rechte, schwerhörige Seite ebenfalls implantiert zu bekommen. So kam es zu meiner besagten chirurgischen Challenge. Wir entschieden uns gemeinsam, ein neues Messverfahren auszuprobieren. Der OP-Saal war dementsprechend voller Zuschauer. Insbesondere die Entwickler des Messverfahrens standen interessiert an der Seite. Diese Art des Eingriffs geschieht intraoperativ, das bedeutet, dass bloß die ersten Schritte geplant werden und der Rest sich während des Eingriffes ergibt. Ich wusste demnach nur bedingt, was auf mich zukommen würde. Bereits bei der ersten Bohrung stieß ich bei meiner Patientin auf eine ungewöhnliche Anatomie. Bei einer Operation wie dieser, die direkt an der Schädelbasis entlang verläuft, gibt es drei Grenzen. Da wäre der *Sinus sigmoideus*, das ist eines der venösen Blutgefäße und der Hauptabflussweg des Hirnbluts. Oben versperrt einem die *Dura* den Weg, also die äußerste Hirnhaut. Und seitlich, also lateral, beginnt die hintere Gehörgangswand. Diese drei anatomischen Verhältnisse können in unterschiedlichem Winkel zueinander stehen. Im optimalen Fall ergibt sich daraus ein OP-Feld von drei mal vier Zentimetern. Das ist winzig. Sind dann noch zwei Hände, OP-Besteck und ein Implantat im Spiel, wird das schon verdammt eng. Bei ihr waren diese anatomischen Strukturen allerdings so eng beieinander, dass mein Operationsfeld auf weniger als zwei Quadratzentimeter geschrumpft war, also etwa 1,5 mal 1 Zentimeter. Das ist in etwa halb so groß wie eine 1-Euro-Münze. Doch ich hatte keine Wahl, ich musste dieses Implantat irgendwie platzieren. Millimeter für Millimeter schob ich den Stimulator auf seine richtige Position. In meinem Kopf liefen sämtliche Szenarien ab. Treffe ich das Blutgefäß, kommt es zu einer massiven Hirnblutung. Wird die Dura verletzt, kann es zu einer Hirnhautentzündung kommen. Und die Folgen einer Meningitis habe ich selbst erlebt, auch wenn meine eine virale Infektion gewesen war. Manche sterben auch daran. Und schließlich gibt es noch den Gesichtsnerv, der bei meiner Patientin ungewöhnlich weit oben verlief. Dass ich auch diesen hochsensiblen Bereich besser nicht berühren, geschweige denn beschädigen sollte, ist selbsterklärend. Eine Gesichtsnervenlähmung wegen einer Ohr-OP, eine Horrorvorstellung für jeden Ohrchirurgen. Wieder schob ich die Elektrode einen Millimeter weiter, über den Nerv bis in die Cochlea, also zur Gehörschnecke. Während der Insertion der Elektrode in die Hörschnecke wagte ich kaum zu atmen, weil auch die Atembewegung sich auf die Hände überträgt. Und so schob ich die Elektrode endlich Millimeter für Millimeter und noch langsamer und noch vorsichtiger vor, bis sie endlich vollständig in der Schnecke war. Es war geschafft. So ruhig meine Hände in diesen Sekunden blieben, danach stand ich zitternd und nass geschwitzt neben meiner Patientin und versuchte irgendwie, meinen rasenden Puls zu beruhigen. Den Applaus im Hintergrund nahm ich gar nicht wahr. Ein letzter prüfender Blick auf den Monitor und mein intraoperatives DVT-Bild (DVT bedeutet digitale Volumentomographie und ist ein Verfahren, mit dem man bei geringer Strahlenbelastung detaillierte Bilder erhält). Keine Komplikation. Die OP war erfolgreich.

Umso größer war der Schock im Aufwachraum. Als meine Patientin zu Bewusstsein kam, konnte sie ihre rechte Gesichtshälfte nur noch teilweise bewegen. Sie hatte akute Lähmungserscheinungen. Ich stand da wie eingefroren, versuchte nachzuvollziehen, was schiefgelaufen sein könnte. Hatte ich doch den Nerv beschädigt? Ich ging jeden Moment der OP noch einmal im Kopf durch, erinnerte mich an die Kontrolle durchs Monitoring. Nein, mir war kein Fehler unterlaufen, da war ich mir sicher. Der Nerv musste intakt sein, das hatte ich doch zigmal überprüft. Vielmehr schob ich es auf ein Ödem, das sich durch den Eingriff gebildet haben musste und jetzt auf den Nerv drückte. Ich entschied mich für hoch dosiertes Kortison und hatte recht. Kurze Zeit später war die Lähmung komplett verschwunden. Doch der Schock saß tief. Noch heute habe ich diese Situation vor Augen. So etwas war mir zuvor noch nie passiert und es macht einem deutlich, wie diffizil diese Art der Operationen ist. Man sollte nie den Respekt davor verlieren. Als ich diese Zeilen schrieb, war ihr rechtes Ohr bereits aktiviert und auf dem Weg, ebenso gut hörend zu werden wie ihr linkes. Happy End, würde ich sagen. Zumindest in diesem Fall.

Besorgt bin ich dennoch. Nicht wegen dieser Patientin, sondern der hörenden Zukunft im Allgemeinen. Die bittere Wahrheit ist: Wir ziehen überspitzt formuliert eine Generation von Schwerhörigen groß. Derzeit gibt es allein in Deutschland laut Bundesverband der Hörsysteme-Industrie (BVHI) geschätzte 15,8 Millionen Menschen, die an Hörverlust leiden. Davon benutzt etwa die Hälfte der Betroffenen ein Hörgerät. Rund 55 000 Menschen haben ein Cochlea-Implantat. Dazu kommt, dass weitere 20 Millionen Menschen an einem Tinnitus leiden, pro Jahr kommen weitere 250 000 hinzu. Rund 1,4 Prozent der Menschen in Deutschland, das sind mehr als eine Million, hören so schlecht, dass sie eigentlich ein Cochlea-Implantat benötigen. Doch die alarmierende Zahl kommt erst noch: Milliarden von Teenagern weltweit droht ein Hörverlust. Die Weltgesundheitsorganisation (WHO) weist in ihrem

»World Report on Hearing« darauf hin, dass weltweit bereits 1,6 Milliarden in ihrem Hörvermögen eingeschränkt seien, davon 430 Millionen in schwerem Ausmaß. Bis zum Jahr 2050 könnte diese Zahl auf rund 2,5 Milliarden steigen, wenn der Prävention von Hörverlust keine Priorität eingeräumt werde. Schon 2014 teilte die Bundesärztekammer mit, dass Hörstörungen durch Umwelt- und Freizeitlärm bei Kindern und Jugendlichen zunähmen. Es steht uns eine lärmbedingte Schwerhörigkeitsepidemie bevor, wenn die heutigen jungen Generationen die Lebensmitte erreichen und wir eine ausreichende Aufklärung außer Acht lassen. Der Grund dafür ist allseits bekannt, wird aber nach wie vor unterschätzt: Kopfhörer! Vor allem die Kombination aus In-Ear-Kopfhörern, also jenen Geräten, die direkt ins Ohr gesteckt werden, und permanent lauter Musik ist eine Tortur für unsere Haarzellen im Innenohr, also der Cochlea.

Jeglicher Schall wird im Ohr als Impulswelle über das Trommelfell und die Gehörknöchelchen bis zur Hörschnecke geleitet. Dort liegt das sogenannte *Corti-Organ* mit rund 3500 inneren und 12000 äußeren Haarzellen, das Zentrum unseres Hörens. Der Schall streicht dabei wie eine Art sanfte Welle über die Haarzellen, die wiederum die Reize in bioelektrische Impulse umwandeln und als Hörinformationen ans Gehirn weiterleiten. Die hohen Töne nehmen wir direkt unten am Eingang des Schneckenhauses wahr, die tiefen Töne erst oben in der Spitze. Das bedeutet, dass alle Schallwellen durchs untere Schneckenhaus müssen und eben nur die tiefen Töne es bis ganz nach oben schaffen. Das ist der Grund, warum in der Schwerhörigkeit die hohen Töne zuerst verloren gehen. Werden Haarzellen einem gewissen Lärm ausgesetzt, können sie ermüden. Die meisten haben es schon selbst erlebt, dass nach einem Rockkonzert alles oft zunächst nur noch dumpf klingt oder sich gar ein kurzzeitiger Tinnitus bildet. Damit bettelt das Ohr quasi um

Hilfe, besser gesagt um ein bisschen Ruhe. Bei anhaltend hoher Schallbelastung oder kurzen, sehr hohen Schallpegelspitzen über einen längeren Zeitraum kommt es dagegen schnell zu Dauerfolgen: So wie bei einem Getreidefeld leichte Windböen keinen Schaden anrichten, heftige Windstöße aber Halme abknicken lassen, können einzelne Härchen im Innenohr bei einer starken Welle dauerhaft umgeknickt bleiben und damit ihre Funktion verlieren. Ich muss es an dieser Stelle noch einmal betonen: Diese kaputten Härchen im Ohr wachsen nicht mehr nach! Es sind Nervenzellen, die sich nicht mehr von selbst regenerieren können. Selbst die nicht, die im Jugendalter verloren gehen. Lärmbedingte Hörschäden können somit ein Leben lang nicht mehr geheilt werden.

Trotzdem wird die Musik aufgedreht, je lauter, desto cooler. Ich will hier nicht wie ein Moralapostel klingen, aber diese Unwissenheit ist wirklich gefährlich. Rund ein Viertel aller Kopfhörerfans lässt sich mit durchschnittlich 105 Dezibel beschallen. Das ist in etwa so laut wie in einem Club. Zum Vergleich: Eine Kreissäge kommt »nur« auf 100 Dezibel. Für einen kurzen Zeitraum ist dieser Lärmpegel problemlos auszuhalten, über längere Zeiträume wird diese Überbelastung mit großer Wahrscheinlichkeit zu Schäden an den Haarsinneszellen und damit zu Hörschäden führen. In der Betriebsmedizin gilt ein Ohr bereits ab 80 Dezibel als überlastet. An einem Arbeitsplatz mit dieser Lautstärke ist ein Gehörschutz vorgeschrieben. Diese Leute tragen auch Kopfhörer, jedoch gegen den Lärm und für ihren Schutz. Und das bei deutlich geringerer Dezibelstrapaze. Was die Alternative wäre? Der wirkungsvollste Weg wäre natürlich, keine laute Musik zu hören. Aber sind wir mal ehrlich, welcher Teenager hat darauf Lust? Wer in Clubs oder während eines lauten Konzerts zu Ohrstöpseln greift, der macht schon mal viel richtig. Meine eigenen Kinder haben zudem keine konventionellen Kopfhörer, sondern Nackenbügel-Lautsprecher für die Schulter. Das ist wie eine

Art Nackenkissen, nur eben mit Rhythmus. Der entscheidende Vorteil ist hier, dass dadurch auch noch Umgebungsgeräusche wahrgenommen werden. Darum kann das Ohr bei normaler Lautstärke nicht überbeschallt werden. Eine Unsicherheit aber kann ich hier immerhin nehmen – die hinsichtlich Handys. Dass Smartphones durch ihre elektromagnetische Strahlung sich negativ aufs Hören auswirken, hat sich nicht bestätigt. Auch Hirntumore werden dadurch nicht verursacht. Alles in allem ist Prävention besser als Intervention. Beziehungsweise ist der effektivste Schutz vor einer Krankheit, erst gar nicht krank zu werden. Ich selbst war gegen mein eigenes Schicksal machtlos. Ich war ein Kind. Heute nutze ich meine Geschichte, um anderen als Beispiel zu dienen. Um aufzuklären. Aufzurütteln. Aufzumuntern.

Wenn ich auf mein bisheriges Leben zurückblicke und mir bewusst mache, was alles geschehen ist, wie oft ich stolperte und stürzte, aber dennoch aufgestanden und weitergegangen bin, dann doch nicht deswegen, um jetzt stehen zu bleiben und mir zufrieden auf die Schultern zu klopfen?! Was ist mit all denen, die das gleiche Schicksal erlitten haben wie ich? Es passiert immer wieder hundertfach, tausendfach. Jeden Tag. Ich kann doch nicht tatenlos zusehen, solange es da draußen noch so viele Menschen gibt, die traurig und einsam sind, isoliert und ausgeschlossen, weil sie zu wenig oder zu schlecht hören und verstehen. Und sie nicht wissen, wie und wo sie Hilfe bekommen können. Ich glaube, dass es eines der schwierigsten Dinge im Leben überhaupt ist, einen solchen Sinn in etwas zu finden, das man unbedingt tun will oder tun muss. Und es ist noch viel schwieriger, dieses Ziel, wenn man denn eines endlich für sich gefunden hat, nicht aus den Augen zu verlieren. Dieses Glücksgefühl, das ich damals erfahren habe und das mich noch heute jeden Tag begleitet, wenn ich morgens nach dem Aufwachen meine Ohren und damit gefühlt meinen ganzen Kopf anschalte, will ich so vielen Menschen wie möglich schenken. Das ist meine Aufgabe. Ich bin geheilt von diesem Berg gestiegen, jetzt helfe ich anderen wieder hinauf.

Hören ist der Weg zum Herzen eines Menschen. Durch Hören transportieren wir Emotionen, bauen Verbindungen auf. Wie schmerzlich die Distanz zwischen den Menschen ist, konnte die ganze Welt erleben, als Social Distancing und Abstand in der Coronakrise das Gebot der Stunde waren. Die Menschen durch gutes Hören wieder zusammenzubringen und miteinander am Leben teilhaben zu lassen, ohne Missverständnisse oder Ausgrenzung: Das ist es, was für mich am meisten zum Menschsein gehört. Das ist mein Sinn im Leben.

Danke fürs Zuhören.

EPILOG

Es ist ungewöhnlich, sich als Co-Autor eines Buches selbst zu Wort zu melden. Und ich hatte lange überlegt, ob ich diesen Schritt ins, sagen wir mal Scheinwerferlicht überhaupt wagen soll. Denn dies hier ist nicht meine Geschichte, sondern die von Dr. Veronika Wolter. Als Autor und Biograf begegnen mir unzählige Menschen. Und deren Schicksale. Aber selten in meinem Leben wurde ich von einem Menschen so sehr beeindruckt wie von dieser Frau.

Dr. Veronika Wolter ist nicht nur eine der jüngsten Chefärztinnen Deutschlands. Sondern obendrein die weltweit einzige HNO-Chefärztin und CI-Expertin, die selbst implantiert ist. Dazu Mutter von zwei kleinen Kindern. Marathonläuferin. Fitnesslehrerin. Und, wenn ich es so salopp formulieren darf, eine coole Socke obendrein.

Auch wenn ich selbst nicht gehörlos bin, wurde mir durch die Begegnung mit Dr. Veronika Wolter bewusst, wie elementar der Wunsch ist, gut hören zu können. Wenn die Welt um einen herum plötzlich verstummt und eine Panik in dir aufsteigt, die dich zum Schreien bringt. Und wenn diese eigenen Schreie nicht mehr hörbar sind, sich die Verzweiflung ins Unermessliche steigert, dann lässt sich vielleicht erahnen, wie groß die Hoffnung derer ist, die sie in Menschen wie Dr. Veronika Wolter stecken. In Ärzte. In Visionäre. In Menschen mit Herz.

Hören war für mich stets etwas Selbstverständliches. Aber in Wahrheit ist es so viel mehr. Es ist eine Brücke der Kommunikation zu anderen Menschen. Hören ist, um es mit den Worten von Dr. Veronika Wolter zu sagen, der Weg zum Herzen eines Menschen. Hören lässt uns sein, wie wir sind. Hören lässt uns Emotionen spüren. Lachen, weinen, schreien, jubeln – all diese Gefühle sind vor allem hörend fühlbar. Der Psychologe Alfred Adler formulierte einst so treffend: »Empathie bedeutet, mit den Augen des anderen zu sehen, mit den Ohren des anderen zu hören und mit dem Herzen des anderen zu fühlen.« Alle drei Punkte treffen auf Dr. Veronika Wolter zu.

Es ist ein Geschenk, Menschen wie Dr. Veronika Wolter eine Bühne bieten zu können. Es gibt Geschichten, die erzählt werden müssen.

Ihre gehört dazu.

Mario Weidemann